内科常见疾病诊治与危重症治疗

主编 许文 田静静 李滨 常盟盟

上海交通大學出版社
SHANGHAI JIAO TONG UNIVERSITY PRESS

内容提要

本书紧密结合临床实际，主要分为六个章节，涵盖了呼吸内科疾病、消化内科疾病、心内科疾病等临床内科常见疾病，详细介绍了其病因病理机制、临床表现、检查方法、诊断与鉴别诊断、治疗方案及预防措施。本书行文简洁，逻辑清晰，深入浅出，具有较强的实用性和指导性特点，旨在为广大读者提供一本系统、实用的内科疾病诊疗工具书。本书不仅适合临床内科医务工作者参考使用，也适合医学院校学生借鉴学习。

图书在版编目（CIP）数据

内科常见疾病诊治与危重症治疗 / 许文等主编. -- 上海 ： 上海交通大学出版社，2024.7

ISBN 978-7-313-30775-0

Ⅰ. ①内… Ⅱ. ①许… Ⅲ. ①内科—常见病—诊疗②险症—诊疗 Ⅳ. ①R5②R459.7

中国国家版本馆CIP数据核字（2024）第099841号

内科常见疾病诊治与危重症治疗

NEIKE CHANGJIAN JIBING ZHENZHI YU WEIZHONGZHENG ZHILIAO

主　　编：许　文　田静静　李　滨　常盟盟

出版发行：上海交通大学出版社　　地　　址：上海市番禺路951号

邮政编码：200030　　电　　话：021-64071208

印　　制：广东虎彩云印刷有限公司

开　　本：710mm × 1000mm　1/16　　经　　销：全国新华书店

字　　数：216千字　　印　　张：12.25

版　　次：2024年7月第1版　　插　　页：2

书　　号：ISBN 978-7-313-30775-0　　印　　次：2024年7月第1次印刷

定　　价：198.00元

编 委 会

◎主　编

许　文　田静静　李　滨　常盟盟

◎副主编

丁　丹　李　伟　马丽丽　刘玉翠

◎编　委（按姓氏笔画排序）

丁　丹　湖南省中南大学湘雅三医院

马丽丽　山东省济南市章丘区双山街道办事处社区卫生服务中心

田静静　山东省高唐县人民医院

刘玉翠　山东省青岛市黄岛区第二中医医院

许　文　山东省宁阳县第一人民医院

李　伟　山东省济宁市中西医结合医院

李　滨　山东省威海市妇幼保健院（威海市立第二医院）

李桂华　山东省高唐县人民医院

常盟盟　山东省济宁市中西医结合医院

前言
FOREWORD

内科学是医学的重要组成部分，它涵盖了从分子生物学到临床实践的广泛领域，是医学领域中最为基础和核心的学科之一。内科疾病的诊断与治疗也一直是广大医务工作者关注和研究的重点。内科疾病种类繁多，涉及面广，囊括了人体各个系统的常见疾病及其并发症。这些疾病的发生发展不仅损害患者的身体健康，也严重降低其日常生活质量。此外，随着医学技术的持续进步和社会环境的深刻变革，内科疾病的诊断率呈现出不断攀升的趋势，内科医师作为医疗体系中的中坚力量，其扮演的角色与所承担的责任越发重要。他们不仅需要具备扎实的医学理论基础和丰富的临床经验，还需要不断提升自我，适应快速发展的医疗科技，以应对内科学发展所面临的机遇与挑战。

内科学的发展与人类对健康的认识和医学技术的进步紧密相连，对内科疾病进行深入研究，掌握其诊断与治疗的新理念、新技术，对于提高医疗水平，保障人民健康具有重要的现实意义。为了帮助临床医务工作者建立更加完善的临床思维模式，提高其对疾病的诊疗水平，为患者提供更加科学、有效的医疗服务，促进患者疾病的康复，提高其生活质量，我们组织了一批在临床内科工作多年的专家，编写了《内科常见疾病诊治与危重症治疗》这本书。

本书在章节设置上，紧密结合临床实际，主要分为六个章节，包括呼吸内科疾病、消化内科疾病、心内科疾病、内分泌科疾病、重症医学科疾病以及中西医结合内科疾病，详细介绍了常见疾病的病因病理机制、临床表现、检查方法、诊断与鉴别诊断、治疗方案及预防措施。本书行文简洁，逻辑清晰，具有较强的实用性和指导性，旨在为广大读者提供一本系统、实用的内科疾病诊疗工具书。本书不仅适合临床内科医务工作者参考使用，也适合医学院校学生借鉴学习。

在本书的编写过程中，编者参考了大量文献，结合多年的临床经验，进行总结整合，但由于编写时间有限，编写经验不足，书中难免存在不足之处，诚望广大读者不吝指正，以期再版时修改。

《内科常见疾病诊治与危重症治疗》编委会

2024 年 2 月

目录
CONTENTS

第一章 呼吸内科疾病

第一节　急性上呼吸道感染

一、概述

急性上呼吸道感染是鼻腔、咽或喉部急性炎症的概称，是呼吸道最常见的一种感染性疾病。本病常见病因是病毒，少数由细菌引起。

本病全年均可发病，但冬春季节好发。主要通过含有病毒的飞沫传播，也可通过被污染的手和用具传染。多为散发，也有局部或大范围流行。由于病毒表面抗原易发生变异，产生新的亚型，而不同亚型之间无交叉免疫。因此，同一个人可以多次患本病。年老体弱者和儿童易患本病。

（一）病因与发病机制

70％～80％的急性上呼吸道感染由病毒引起，这些病毒主要包括流感病毒、副流感病毒、呼吸道合胞病毒、腺病毒、鼻病毒、埃可病毒、柯萨奇病毒、麻疹病毒、风疹病毒等。细菌感染可直接或继发于病毒感染之后，以溶血性链球菌为多见，其次为流感嗜血杆菌、肺炎链球菌和葡萄球菌等。当有受凉、淋雨或过度疲劳等诱发因素，使全身或呼吸道局部防御功能降低时，原已存在于上呼吸道或从外界侵入的病毒、细菌可迅速繁殖，引起本病。

（二）病理

鼻腔及咽部黏膜充血、水肿、上皮细胞破坏，少量单核细胞浸润，浆液性及黏液性分泌物炎性渗出。继发细菌感染后，中性粒细胞浸润，脓性分泌物渗出。

二、临床表现

根据病因不同，临床表现可有不同类型。

(一)普通感冒

普通感冒多为鼻病毒引起,其次为副流感病毒、呼吸道合胞病毒、埃可病毒、柯萨奇病毒等。本病起病较急,可有咽部不适或咽痛、喷嚏、鼻塞、流涕等,一般无发热及全身症状,或仅有低热、轻度畏寒和头痛。检查可见鼻腔黏膜充血、水肿、有分泌物,咽部充血。若无并发症,一般 5～7 天痊愈。

(二)流行性感冒

流行性感冒是由流感病毒引起的急性传染病。潜伏期为 1～2 天,最长为 3 天。起病急骤,以全身症状为主,呼吸道症状轻微。不同个体之间的临床表现和病情严重程度不一。

1.单纯型

此型最为常见。通常先有畏寒或寒战、发热,继之全身不适、头痛、乏力、全身酸痛。部分患者可出现食欲缺乏、恶心、便秘等消化道症状。体温可高达39～40 ℃,一般持续 2～3 天。部分患者有打喷嚏、鼻塞、咽痛和咳嗽等症状。多数患者症状持续 1 周。轻症患者表现类似普通感冒,病程为 1～2 天。

2.肺炎型

此型常发生于老年人、2 岁以下儿童或原先有慢性基础疾病者。临床表现为高热、烦躁、呼吸困难、咯血痰和明显发绀,肺部呼吸音减低,可闻及湿啰音、哮鸣音。X 线片可见两肺广泛小结节浸润,近肺门部较多。上述症状常进行性加重,抗感染药物治疗无效。病程常在 10 天至 1 个月或者以上。多数患者可逐渐恢复,少数患者可因呼吸衰竭、循环衰竭死亡。

3.胃肠型

此型以恶心、呕吐和腹泻等消化道症状为主。

4.中毒型

此型少见。肺部体征不明显,但往往高热不退,神志昏迷。成人常有谵妄,儿童可发生抽搐。部分患者可出现循环衰竭。

(三)以咽炎为主要表现的上呼吸道感染

1.病毒性咽炎和急性喉炎

病毒性咽炎由鼻病毒、腺病毒、流感病毒及副流感病毒等引起。临床特征为咽部发痒、有灼热感,咽部疼痛,咳嗽少见。急性喉炎多为流感病毒、副流感病毒及腺病毒等引起,临床特征为声嘶、讲话困难、咽痛或咳嗽,常有发热。体检可见喉部充血、水肿,局部淋巴结肿大和触痛,可有喘息。

2.疱疹性咽峡炎

疱疹性咽峡炎常由柯萨奇病毒A引起。多于夏季发病，表现为咽痛、发热，检查可见咽部充血，软腭、腭垂、咽及扁桃体表面有灰白色疱疹，周围有红晕。

3.细菌性咽-扁桃体炎

细菌性咽-扁桃体炎多由溶血性链球菌引起，其次为流感嗜血杆菌、肺炎链球菌、葡萄球菌等引起。本病为急性起病，有咽痛、畏寒、发热的表现，体检可见咽部充血，扁桃体充血、肿大、表面有黄色点状渗出物，颌下淋巴结肿大、压痛，肺部无异常体征。

（四）并发症

可并发急性鼻窦炎、中耳炎、气管-支气管炎。部分患者可继发风湿病、肾小球肾炎、心肌炎等。

三、检查

（一）血常规

若为病毒性感染，白细胞计数多为正常或偏低，淋巴细胞比例升高。若为细菌性感染，常有白细胞计数和中性粒细胞计数增多及核左移现象。

（二）病原学检查

视需要进行病毒分离鉴定，以判断病毒的类型。细菌培养和药物敏感试验（简称药敏试验）有助于细菌感染的诊断和治疗。

四、诊断与鉴别诊断

（一）诊断

根据病史、流行情况、鼻咽部的症状和体征，结合外周血常规和胸部X线检查可做出临床诊断。进行细菌培养和病毒分离，可进行病因诊断。

（二）鉴别诊断

本病需与下列疾病鉴别。

（1）过敏性鼻炎：临床症状与本病相似，易于混淆。过敏性鼻炎起病急骤、鼻腔发痒、频繁喷嚏、流清水样鼻涕，发作与气温突变、异常气味等有关，常在数分钟或数小时内缓解。体检可见鼻黏膜苍白、水肿，鼻分泌物涂片可见嗜酸性粒细胞计数增多。

（2）急性传染病前驱症状：如麻疹、脊髓灰质炎、脑炎等疾病的患者初期有上呼吸道感染症状，注意流行季节及相应的症状、体征和实验室检查可资鉴别。

五、治疗

(一)对症治疗

休息、饮足够的水。可选用含有解热镇痛及减少鼻咽充血和分泌物的抗感冒复合剂或中成药。

(二)病因治疗

1.抗病毒感染

(1)离子通道 M_2阻滞剂：如金刚烷胺及其衍生物甲基金刚乙胺可用于预防和治疗甲型流感病毒引起的疾病，阻滞病毒在细胞内的复制。在发病 24～48 小时使用，可减轻发热等症状。

(2)神经氨酸酶抑制剂：如奥司他韦和扎那米韦等，能有效治疗和预防甲、乙型流感病毒，早期(48 小时内)使用可减轻症状，缩短症状持续时间。

(3)其他药物：吗啉胍对流感病毒、腺病毒和鼻病毒等有一定疗效；广谱抗病毒药利巴韦林对流感病毒、副流感病毒、呼吸道合胞病毒等 RNA 病毒和 DNA 病毒均有较强的抑制作用，主张早期使用。

2.抗细菌感染

可根据病原及药敏试验选用抗菌药物，常用抗菌药物有青霉素、头孢菌素、大环内酯类或氟喹诺酮类。病毒感染目前尚无较好的特异性抗病毒药物，对某些病毒可能有一定效果的药物有吗啉胍、利巴韦林、阿糖胞苷等。

六、预防

坚持体育活动，增强体质，劳逸结合，注意与呼吸道患者的隔离。可应用相关的疫苗预防。

第二节 慢性支气管炎

一、概述

慢性支气管炎简称慢支，是指气管、支气管黏膜及其周围组织的慢性非特异性炎症。临床上以咳嗽、咳痰或伴有喘息及反复发作的慢性过程为特征。病情若缓慢进展，常并发阻塞性肺气肿，甚至并发肺动脉高压、肺源性心脏病。慢性支气管炎是一种严重危害人民健康的常见病，尤以老年人多见。

(一)病因与发病机制

慢性支气管炎的病因较复杂，迄今尚不完全清楚，目前认为主要与下列因素有关。

1.吸烟

吸烟与慢性支气管炎的发生密切相关。国内外大量科学研究证明，吸烟是慢性支气管炎的主要病因。长期吸烟易引起支气管黏膜鳞状上皮化生；吸烟能使气道纤毛运动功能降低，肺泡巨噬细胞功能异常，分泌黏液腺体增生，蛋白酶-抗蛋白酶失衡，刺激支气管平滑肌收缩等。

2.大气污染

大气中的刺激性烟雾、有害气体，如二氧化硫、二氧化氮、氯气、臭氧等，对支气管黏膜有慢性刺激，造成支气管黏膜损伤，纤毛清除功能下降，分泌增加，为细菌入侵创造条件。

3.感染

感染是促使慢性支气管炎发展的重要因素。主要病因为病毒和细菌，病毒有鼻病毒、流感病毒、副流感病毒、腺病毒和呼吸道合胞病毒等。常见细菌有肺炎链球菌、流感嗜血杆菌、甲型链球菌和奈瑟球菌等。一般认为感染是慢性支气管炎病变加剧的重要因素。

4.气候寒冷

寒冷常为慢性支气管炎急性发作的重要诱因。寒冷空气刺激呼吸道，可减弱呼吸道黏膜局部防御功能，并通过反射引起支气管平滑肌收缩、黏膜血液循环障碍和气道分泌物排出障碍，因而易于引发继发感染。

5.机体内在因素

多种机体内在因素可能参加慢性支气管炎的发病和病变进展，但具体机制尚不清楚。

(1)过敏因素：喘息型慢性支气管炎往往有过敏史，对多种抗原激发的皮肤试验阳性率较高，在患者痰液中嗜酸性粒细胞数量与组胺含量都有增高。变态反应可使支气管收缩或痉挛、组织损害和炎症反应，继而发生慢性支气管炎。

(2)自主神经功能失调，气道反应性比正常人高。

(3)老年人由于呼吸道防御功能下降，慢性支气管炎的发病率增加。

(4)营养因素与慢性支气管炎的发病也有一定关系。

(5)遗传因素也可能是慢性支气管炎的易患因素。

(二)病理

早期,气道上皮细胞的纤毛粘连、倒伏、脱失,上皮细胞空泡变性、坏死、增生、鳞状上皮化生;杯状细胞和黏液腺肥大、增生、分泌旺盛,大量黏液潴留;黏膜和黏膜下充血,浆细胞、淋巴细胞浸润。病情继续发展,炎症由支气管壁向周围扩散,黏膜下层平滑肌束断裂、萎缩。病变发展至晚期,黏膜有萎缩性改变,气管周围纤维组织增生,造成管腔的僵硬或塌陷。病变蔓延至细支气管和肺泡壁,导致肺组织结构破坏或纤维组织增生,进而发生阻塞性肺气肿和肺间质纤维化。这些变化在并发肺气肿和肺源性心脏病的患者中尤为显著。

(三)病理生理

早期可无异常,但有些患者小气道(直径<2 mm 的气道)功能已发生异常,有小气道阻塞时,最大呼气中期流速异常。随着病情加重,气道狭窄,阻力增加,常规通气功能检查可有不同程度的异常,如第一秒用力呼气量(FEV_1)和最大通气量下降,最大呼气中期流速减低。缓解期大多恢复正常。若疾病进一步发展,出现不可逆性气流受限,即可诊断为慢性阻塞性肺疾病。

二、临床表现

(一)症状

本病起病缓慢,病程长,反复急性发作而病情加重。主要症状为咳嗽、咳痰或伴有喘息。

1.咳嗽

长期、反复、逐渐加重的咳嗽是慢性支气管炎的一个主要特点。开始仅在气候变化剧烈时或接触有害气体后发病,病情发展后可表现为四季均有症状。一般以晨起咳嗽为主,晚间睡前有阵咳或排痰。咳嗽严重程度因病情发展而不同。

2.咳痰

痰液一般为白色黏液或浆液泡沫性痰,偶可痰中带血。急性发作伴有细菌感染时,则变为黏液脓性痰,咳嗽频率和痰量也随之增加。清晨排痰较多,起床后或体位变动引起刺激排痰。

3.喘息或气促

部分患者因有支气管痉挛而出现喘息,常伴有哮鸣音。若伴有慢性阻塞性肺疾病时,可表现为程度不等的气短。

(二)体征

早期可无任何异常体征。急性发作期可有散在的干啰音、湿啰音,多在背部及肺底部,咳嗽后可减少或消失。啰音的多寡或部位不定。喘息型患者可听到哮鸣音及呼气延长。并发肺气肿、慢性肺源性心脏病时,可出现相应体征。

(三)临床分型和分期

目前国内仍根据全国支气管炎临床专业会议制订的标准对慢性支气管炎进行分型和分期。

1.分型

分为单纯型和喘息型。单纯型主要表现为咳嗽、咳痰;喘息型除有咳嗽、咳痰外,还有喘息和哮鸣音。

2.分期

按病情进展分为如下 3 期。

(1)急性发作期:指在 1 周内出现脓性或黏液脓性痰,痰量明显增加,或伴有发热、白细胞计数增高等炎症表现,或 1 周内咳嗽、咳痰、喘息中任何一项明显加剧。急性发作期患者按其病情严重程度又分为 3 种:①轻度急性发作,指患者有气短、痰量增多和脓性痰 3 项表现中的任意 1 项。②中度急性发作,指患者有气短、痰量增多和脓性痰 3 项表现中的任意两项。③重度急性发作,指患者有气短、痰量增多和脓性痰全部 3 项表现。

(2)慢性迁延期:指有不同程度的咳嗽、咳痰或喘息症状迁延不愈 1 个月以上者。

(3)临床缓解期:经治疗后或自然缓解,症状基本消失,或偶有轻微咳嗽和少量咳痰,维持 2 个月以上者。

三、检查

(一)X 线检查

X 线检查早期可无异常。长期反复发作者,检查可见肺纹理增粗、紊乱,呈网状或条索状、斑点状阴影,以双肺下野明显。

(二)呼吸功能检查

呼吸功能检查早期无异常。如果有小气道阻塞,最大呼气流速-容量曲线在 75%和 50%肺容量时,流量明显降低。发展到有阻塞性通气功能障碍时,第 1 秒用力呼气量占用力肺活量的比值减少(<70%),最大通气量减少(<预计值的80%),流速-容量曲线减低更为明显。

(三)血液检查

细菌感染时可出现白细胞总数和中性粒细胞计数增高。喘息型患者嗜酸性粒细胞计数可增高。缓解期白细胞计数多无明显变化。

(四)痰液检查

痰液检查可培养出致病菌。涂片可发现革兰氏阳性菌或革兰氏阴性菌,或大量中性粒细胞,喘息型患者的痰中可见较多的嗜酸性粒细胞。

四、诊断与鉴别诊断

(一)诊断

根据咳嗽、咳痰或伴喘息,每年发病持续3个月,连续两年或两年以上,并排除其他心、肺疾病(如肺结核、尘肺病、支气管哮喘、支气管扩张症、肺癌、心功能不全等)时,可做出诊断。如果每年发病持续不足3个月,而有明确的客观检查依据(如X线检查、呼吸功能检查等)也可诊断。

(二)鉴别诊断

慢性支气管炎需与下列疾病鉴别。

1.支气管哮喘

单纯型慢性支气管炎与支气管哮喘的鉴别比较容易,支气管哮喘以发作性喘息为特征。发作时两肺满布哮鸣音,缓解后可无症状,常有家庭或个人过敏性疾病史。喘息型慢性支气管炎与支气管哮喘鉴别有时有一定困难,有人认为喘息型慢性支气管炎是慢性支气管炎与哮喘并存于同一患者,因此不需要对两者进行鉴别,两者在治疗上有很多相同之处。慢性支气管炎还需要与咳嗽变异型哮喘鉴别,咳嗽变异型哮喘多表现为阵发性干咳、夜间症状较重,胸部影像无异常改变,支气管激发试验阳性。

2.支气管扩张症

支气管扩张症有咳嗽、咳痰反复发作的特点,常有反复咯血,合并感染时有多量脓性痰。胸部X线检查可见到双肺中下野肺纹理粗乱或呈卷发样,薄层高分辨CT检查有助诊断。

3.肺结核

肺结核有发热、乏力、盗汗及消瘦等结核中毒症状,有慢性咳嗽、咳痰等病史，痰液检查及胸部X线检查可助鉴别。

4.间质性肺疾病

间质性肺疾病临床表现为进行性加重的呼吸困难，多伴有咳嗽、咳痰。肺功能检查为限制性通气功能障碍和弥散功能下降的特点，肺活组织检查（简称活检）可确诊。

5.肺癌

肺癌多数有数年吸烟史、刺激性咳嗽，常有反复发生或持续时间较长的痰中带血，或者慢性咳嗽性质发生改变，可借助胸部X线检查和痰脱落细胞学及纤维支气管镜检查加以鉴别。

五、治疗

针对慢性支气管炎的病因、病期和反复发作的特点，采取防治结合的综合措施。治疗目的在于减轻或消除症状，防止肺功能受损，促进康复。

（一）急性发作期的治疗

1.控制感染

根据感染的主要致病菌和药敏试验选用抗菌药物。病情轻者可口服，严重感染者可肌内注射或静脉注射抗菌药物。可以选用青霉素类、头孢菌素类、大环内酯类、氟喹诺酮类、氨基糖苷类等药物。

2.止咳、祛痰

保持体液平衡可以使痰液变稀薄，有利于黏痰的排除，是最有效的祛痰措施。祛痰药可以使黏痰稀化，易于咳出，常用药物有氯化铵合剂、溴己新、氨溴索等。雾化吸入可增加气道的湿化，有助于痰液排出。对老年体弱无力咳痰或痰量较多者，以祛痰为主，不主张用强镇咳药物，以防痰液不能排出而加重病情。

3.解痉、平喘

有气喘者，可用解痉平喘药。根据患者对药物的反应选择使用茶碱类（如氨茶碱）、β_2受体激动剂（如沙丁胺醇）等及抗胆碱能药物（如异丙托品）等。

4.雾化治疗

雾化吸入，可增加气道的湿化，有助于痰液排出。可用生理盐水或加入溴己新、异丙托溴铵等。

（二）缓解期治疗

加强体质锻炼，提高自身抗病能力。积极防治上呼吸道感染，消除对呼吸道的刺激因素。

1.戒烟

吸烟是引起慢性支气管炎的重要原因,戒烟是治疗慢性支气管炎反复发作的主要环节。

2.增强体质

加强个人卫生,增强体质,预防感冒。

3.免疫治疗

气管炎疫苗、转移因子、胸腺素等在一定程度上可增强机体免疫功能,对防治上、下呼吸道感染起到一定作用。

六、预防

主要预防措施包括戒烟,增强体质,加强耐寒锻炼,预防感冒,消除和避免各种刺激因素对呼吸道的影响等。

第三节　支气管扩张症

一、概述

支气管扩张症是由于多种原因引起支气管树病理性、永久性的扩张,导致反复化脓性感染及气道慢性炎症。临床上表现为持续或反复地咳嗽、咳痰,有时伴有咯血,症状反复发作,可导致呼吸功能障碍及慢性肺源性心脏病。支气管扩张症可分为先天性支气管扩张症与继发性支气管扩张症。先天性支气管扩张症较少见,继发性支气管扩张症的发病基础多为反复感染、支气管阻塞及支气管壁的炎性损伤。炎症造成阻塞,阻塞又导致感染或引起感染的持续存在,最终导致支气管管壁平滑肌、弹力纤维甚至软骨的破坏,逐渐形成支气管持久性扩张。下呼吸道感染,尤其是婴幼儿时期下呼吸道感染、支气管和肺结核是支气管扩张症最常见的病因,还应注意排除支气管异物、误吸、免疫缺陷病、纤毛功能异常等少见病因。

(一)病因和发病机制

支气管扩张症是一组异质性的疾病,其病因复杂,国外常简单分成囊性纤维化引起的支气管扩张和非囊性纤维化支气管扩张两类,国内由于极少见到囊性纤维化支气管扩张症患者，故主要类型是非囊性纤维化支气管扩张症。造成支气管扩张的直接原因有3个：支气管壁的损伤；支气管腔阻塞；临近组织纤维化造成支气管牵拉性扩张。后2个原因相对单纯，通常在影像上容易提示，第1个原因则较为复杂，具体如表1-1。

表1-1　支气管扩张的病因

分类	举例
A.先天或遗传原因	
1.发育缺陷	支气管软骨缺损
	巨大气管支气管
	囊性肺纤维化
	α_1-抗胰蛋白酶缺乏
	肺隔离症
	黄甲综合征
2.黏液清除功能缺损	原发性纤毛运动不良症
	杨氏综合征
B.免疫缺陷或损伤	
1.原发性免疫缺损	低丙种球蛋白血症
2.继发性免疫缺损	HIV感染
	慢性淋巴细胞白血病
	肺移植后
3.免疫过度反应	变态反应性支气管肺曲霉病
C.吸入性损伤	胃酸吸入如胃食管反流
	有毒化学气体吸入
D.感染	
1.儿童期感染	麻疹
	百日咳
	腺病毒
2.坏死性肺炎	金黄色葡萄球菌
	流感嗜血杆菌
	铜绿假单胞菌
	肺炎克雷伯菌
3.分枝杆菌感染	结核分枝杆菌
	非结核分枝杆菌

续表

分类	举例
E.机械性阻塞	
1.腔内阻塞	异物吸入
	支气管良性或恶性肿瘤
2.腔外阻塞	淋巴结肿大(纵隔淋巴结结核)
3.结构改变	肺叶切除导致支气管移位和扭曲
F.其他炎症性疾病	风湿性疾病
	炎症性肠病(克罗恩病和溃疡性结肠炎)
	弥漫性泛细支气管炎
	慢性阻塞性肺疾病
	马方综合征

没有明确病因的支气管扩张症称为特发性支气管扩张症,特发性支气管扩张症的发生一般归结于下面 2 种因素:①感染的持续刺激;②气道阻塞、支气管引流功能损害和防御功能的缺损。2 种因素可以同时存在,互为因果,导致气道损害进行性加重。其他常见的原因为变态反应性支气管肺曲霉病和风湿性疾病引起的肺损伤。

(二)病理和病理生理

支气管扩张可以弥漫发生于双侧肺脏的多个肺段,也可以局限于一个部位,多发生于引流不畅的下叶肺段,而且以左肺下叶和舌叶最为常见,由于舌叶支气管开口与左下叶支气管开口相邻,后者炎症分泌物常累及前者,导致左下叶与舌叶支气管扩张常同时存在。发生于上叶的支气管扩张多出现于肺结核后的纤维收缩牵拉,由于引流较好,一般以咯血多见而少有脓性痰,故也称干性支气管扩张症。

支气管扩张症在病理形态可分为 3 种:①柱状;②静脉曲张状;③囊状。显微镜下表现为支气管壁增厚、支气管黏膜表面溃疡形成;纤毛柱状上皮细胞鳞状化生或萎缩;支气管壁弹力组织、肌层以及软骨等遭受破坏,由纤维组织代替;管腔扩大,常有脓性的分泌物,远端的外周气道被分泌物阻塞和纤维化。支气管周围组织呈炎症改变,相应的肺组织可以表现为支气管肺炎、小脓肿或小叶不张。供血的支气管动脉常常扩张,并可以和肺动脉终末支吻合,形成血管瘤,扩张的支气管动脉破裂是反复咯血的原因。

支气管扩张症患者呼吸功能的改变取决于病变的范围及性质,病变局限者,呼吸功能测定可在正常范围。单纯柱状扩张对呼吸功能影响较轻微，支气管囊状扩张病变范围广泛时，可并发阻塞性肺气肿及支气管周围肺纤维化，表现为以阻塞性为主的混合性通气功能障碍，引起低氧血症和高碳酸血症。近些年来，发现慢性阻塞性肺疾病合并有支气管扩张症的患者增多。因此，在影像上支气管扩张不严重的患者，如果肺功能显示阻塞比较严重，可能合并有肺气肿。通常支气管扩张症患者存在气道炎症反应，可以出现气道高反应性，在急性加重期可以出现气流受限加重，但典型哮喘合并支气管扩张症少见，比较特殊的例子是变态反应性支气管肺曲霉病。支气管扩张症病情不能控制，发展到晚期，肺毛细血管广泛破坏，肺循环阻力增加可并发肺动脉高压，引起肺源性心脏病。

二、临床表现

患者一般都有幼年反复呼吸道感染病史，如麻疹、百日咳，并可伴有鼻窦炎和上呼吸道咳嗽综合征，大约有 2/3 的患者在青春期后病情得到改善，一般在 50 岁之后再次出现症状恶化。典型症状为慢性咳嗽、咳大量脓性痰和反复咯血。感染加重时可以出现发热、胸痛、盗汗、食欲缺乏，并伴有痰量增加，每天可达数百毫升，痰液呈黄绿色脓性，常带臭味，收集整日痰液于玻璃瓶中静置可见痰液分层现象，上层为泡沫，下悬脓液成分，中为混浊黏液，底层为坏死组织沉淀物。伴有气道高反应性或反复发作导致肺功能受损的患者可以出现喘息。部分患者仅表现为反复咯血，通常无咳大量脓痰的病史。随着医疗条件改善，抗菌药物及时应用，每天有大量脓痰的患者逐年减少，多表现为咳嗽、咳脓痰和咯血间歇性发作，甚至没有症状或偶尔发病。

支气管扩张症反复发生感染导致病程进行性加重，可以出现肺的纤维化、代偿性肺气肿，也可以并发肺脓肿、气胸、胸膜炎。病程晚期可出现肺源性心脏病和呼吸衰竭。

典型支气管扩张症病情进展或继发感染时，患侧肺部可闻及固定性湿啰音，伴或不伴干啰音。反复咳嗽、咳脓痰患者常有消瘦、杵状指(趾)，出现并发症时可以伴有相应的体征。

三、检查

(一)胸部 X 线检查

胸部 X 线片诊断支气管扩张症的敏感性及特异性均较差。病程早期胸部 X 线片可能正常，也可有特征性的气道扩张和增厚(表现为类环形阴影或轨道征，囊性支气管扩张时可出现特征性的卷发样阴影)，也可在同一部位反复出现炎症或炎症消散缓慢。

（二）胸部高分辨率 CT

胸部高分辨率 CT 诊断支气管扩张症的敏感性和特异性均达到了 90%以上，可代替支气管碘油造影确诊支气管扩张。支气管扩张症在高分辨率 CT 上的主要表现为支气管内径与其伴行动脉直径对比的增大，称为“印戒征”。此外，还可见到支气管呈柱状及囊状改变（呈“双轨征”或“串珠”状），气道壁增厚、黏液阻塞，细支气管炎时可出现“树芽征”及“马赛克征”。

（三）支气管碘油造影

支气管碘油造影可明确支气管扩张的部位、性质和范围，但由于此检查为创伤性检查，合并症较多，现已逐渐被胸部高分辨率 CT 所取代，临床上很少应用。

（四）支气管镜检查

支气管镜检查有助于排除异物堵塞等病因，通过支气管镜检查获取下呼吸道分泌物有助于明确病原菌，经支气管冲洗可清除气道内分泌物，解除气道阻塞。

（五）肺功能检查

建议所有患者均行肺通气功能检查并至少每年复查 1 次，多数患者表现为阻塞性通气功能障碍，弥散功能下降，33%～76%的患者存在气道高反应性。合并气流阻塞者应行舒张试验以评价用药后的肺功能改善情况。

（六）实验室检查

血炎症标志物（血常规白细胞和中性粒细胞计数，红细胞沉降率，C 反应蛋白，降钙素原）可反映疾病活动性及感染导致的急性加重严重程度。血清免疫球蛋白（IgG，IgA，IgM）测定和血清蛋白电泳可除外体液免疫缺陷；血清 IgE 测定，烟曲霉变应原皮肤敏感试验及烟曲霉特异性 IgE、IgG 测定有助于除外变应性支气管肺曲霉菌病。必要时可检测类风湿因子、抗核抗体、抗中性粒细胞胞质抗体除外结缔组织病；血气分析可判断是否合并低氧血症和（或）高碳酸血症。

（七）微生物学检查

所有支气管扩张症患者均常规留取合格痰标本行微生物学检查，急性加重时应在应用抗菌药物前留取痰标本。痰培养及药敏试验对抗菌药物的选择具有重要的指导意义。

(八)其他检查

糖精试验和(或)鼻呼气一氧化氮测定可用于筛查纤毛功能异常,疑诊者需进行鼻和支气管黏膜组织活检的电镜检查。2次汗液氯化物检测及*CFTR*基因突变分析有助于除外囊性纤维化。

四、诊断与鉴别诊断

典型的支气管扩张症根据病史即有提示诊断意义,普通的胸部X线片常无明显异常或仅有肺纹理增多、增浓,后期可显示沿支气管分布的卷发状阴影,或呈蜂窝状;囊状型者可出现液平,有时也可见肺叶或肺段不张。传统诊断支气管扩张症的金标准是支气管碘油造影,耐受性差加上后遗症多,现已被高分辨CT取代,用高分辨率CT诊断支气管扩张症的敏感性在87%～97%,特异性在93%～100%。典型者在高分辨率CT上的特征为支气管腔扩张(支气管内径大于伴行的肺动脉)、支气管壁增厚、正常支气管的鼠尾征消失、扩张的支气管腔内出现气液平面,其中柱状扩张表现为与扫描平面平行的支气管呈分枝状的"双轨征",与扫描平面垂直的支气管有壁厚的圆形透亮影,如果伴行的肺动脉与之相贴,则形成特征性的"印戒征"。静脉曲张型扩张的支气管表现与柱状扩张的支气管相似,但其管壁厚薄不均,呈"串珠状"。囊状扩张的支气管呈单个或多个簇状含气球囊,有时囊内可见液平面。

高分辨率CT尽管能在结构上明确支气管扩张症的诊断,但不能明确支气管扩张症的病因,根据支气管扩张发生部位可以提示病因诊断,如图1-1,进一步确认则需依赖各种检查,首次诊断时需做以下检查以明确病因(表1-2)。

支气管扩张症分稳定期和急性加重期,急性加重并无统一标准,一般是指临床症状恶化需要抗菌药物治疗的情况,包括咳嗽增加、痰量增多或痰的性状发生变化、脓性痰增加,可伴或不伴喘息、呼吸困难、咯血、系统性症状(如萎靡、乏力、昏睡或活动耐受力下降)等。出现发热和新的渗出病灶需考虑肺炎的诊断。急性加重期出现痰的性状变化时应进行痰涂片革兰氏染色检查和痰培养病原分离。化脓性支气管扩张早期多以流感嗜血杆菌多见,也可以分离出肠杆菌科细菌和葡萄球菌,反复抗生素应用后,常常出现假单胞菌特别是铜绿假单胞菌定植和感染,一旦出现,很难清除。中叶和舌叶支气管扩张需考虑非结核分枝杆菌,应尽早做分枝杆菌培养。

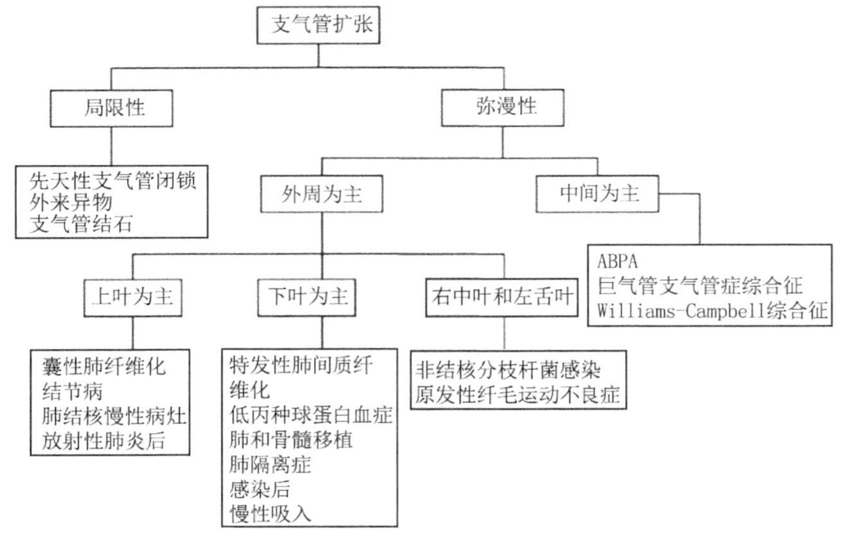

图 1-1 支气管扩张发生部位和病因

表 1-2 支气管扩张的病因诊断

检查	目的
纤维支气管镜	CT 提示支气管阻塞,除外肿瘤和异物
鼻甲刷检和活检	电镜下观察纤毛形态和摆动频率,除外原发性纤毛运动不良症
鼻呼气一氧化氮(NO)检测	作为原发性纤毛运动不良症的证据
精液分析	假如怀疑原发性纤毛运动不良症和囊性纤维化
囊性纤维化基因和发汗试验	除外囊性纤维化
免疫球蛋白和 IgG 亚型	确定免疫缺陷
食管吞钡试验和食管 pH 测定	怀疑吸入和胃食管反流
测定 α_1-抗胰蛋白酶(α_1-AT)	鉴定 α_1-AT 缺乏
自身抗体筛查	除外结缔组织病和血管炎
曲霉特异性 IgE 沉淀抗原	除外变态反应性支气管肺曲霉病
痰抗酸涂片检查和结核分枝杆菌培养	除外结核和非结核分枝杆菌感染

五、治疗

支气管扩张症的治疗原则为确定并治疗潜在病因以阻止疾病进展;维持或改善肺功能;减少日间症状和急性加重次数;改善患者的生活质量。

(一)物理治疗

物理治疗可促进呼吸道分泌物排出,提高通气的有效性,维持或改善运动耐力,缓解气紧、胸痛症状。排痰可有效清除气道分泌物,这是支气管扩张症患者长期治疗的重要环节，特别是对于慢性咳痰和(或)高分辨率 CT 表现为黏液阻塞者，痰量不多的支气管扩张症患者也应学习排痰技术，以备急性加重时应用。常用排痰技术如下。

1.体位引流

采用适当的体位，依靠重力的作用促进某一肺叶或肺段中分泌物的引流。一项随机对照研究结果证实，主动呼吸训练联合体位引流效果优于坐位主动呼吸训练。胸部 CT 结果有助于选择合适的体位。

治疗时可能需要采取多种体位，患者容易疲劳，每天多次治疗一般不易耐受，通常对氧合状态和心率无不良影响。体位引流应在饭前或饭后 2 小时内进行。

禁忌证为无法耐受所需的体位、无力排出分泌物、抗凝治疗、胸廓或脊柱骨折、近期大咯血和严重骨质疏松者。

2.震动拍击

腕部屈曲，手呈碗形在胸部拍打，或使用机械震动器使聚积的分泌物易于咳出或引流，可与体位引流配合应用。

3.主动呼吸训练

支气管扩张症患者应练习主动呼吸训练促进排痰。每次循环应包含 3 部分：①胸部扩张练习，即深呼吸，用力呼气，放松及呼吸控制，尤其是深吸气，使气流能够通过分泌物进入远端气道。②用力呼气，可使呼气末等压点向小气道一端移动，从而有利于远端分泌物清除。③呼吸控制，即运动膈肌缓慢呼吸，可避免用力呼气加重气流阻塞。

4.辅助排痰技术

辅助排痰技术包括气道湿化(清水雾化)、雾化吸入盐水、短时雾化吸入高张盐水、雾化吸入特布他林以及无创通气。祛痰治疗前雾化吸入灭菌用水、生理盐水或临时吸入高张盐水并预先吸入 β_2-受体激动剂，可提高祛痰效果。喘憋患者进行体位引流时可联合应用无创通气。首次吸入高张盐水时，应在吸入前和吸入后 5 分钟测定 FEV_1 或呼气峰流速，以评估有无气道痉挛。气道高反应性患者吸入高张盐水前应预先应用支气管舒张剂。

5.其他

正压呼气装置通过呼气时产生震荡性正压，防止气道过早闭合，有助于痰液排出，也可采用胸壁高频震荡技术等。患者可根据自身情况选择单独或联合应用上述祛痰技术，每天 1～2 次，每次持续时间不应超过 30 分钟，急性加重期可酌情调整持续时间和频度。吸气肌训练适用于合并呼吸困难且影响到日常活动的患者。两项小规模随机对照研究结果表明，与无干预组相比，吸气肌训练可显著改善患者的运动耐力和生活质量。

(二)抗菌药物治疗

支气管扩张症患者出现急性加重合并症状恶化，即咳嗽、痰量增加或性质改变、脓痰增加和(或)喘息、气急、咯血及发热等全身症状时，应考虑应用抗菌药物。仅有黏液脓性或脓性痰液或仅痰培养阳性不是应用抗菌药物的指征。

支气管扩张症患者急性加重时的微生物学研究资料很少，估计急性加重一般是由定植菌群引起，60%～80%的稳定期支气管扩张症患者存在潜在致病菌的定植，最常分离出的细菌为流感嗜血杆菌和铜绿假单胞菌。其他革兰氏阳性菌如肺炎链球菌和金黄色葡萄球菌也可定植患者的下呼吸道。应对支气管扩张症患者定期进行支气管细菌定植状况的评估。

痰培养和经支气管镜检查均可用于评估支气管扩张症患者的细菌定植状态，二者的评估效果相当。许多支气管扩张症患者频繁应用抗菌药物，容易造成细菌对抗菌药物耐药，且支气管扩张症患者气道细菌定植部位易于形成生物被膜，阻止药物渗透。因此，推荐对大多数患者进行痰培养，急性加重期开始抗菌药物治疗前应送痰培养，在等待培养结果时即应开始进行经验性抗菌药物治疗。

急性加重期初始的经验性治疗应针对这些定植菌，根据有无铜绿假单胞菌感染的危险因素(至少符合 4 条中的 2 条)及既往细菌培养结果选择抗菌药物。危险因素指：①近期住院；②频繁(每年 4 次以上)或近期(3 个月以内)应用抗生素；③重度气流阻塞(FEV＜30%)；④口服糖皮质激素(最近 2 周每天口服泼尼松＞2 周)。对无铜绿假单胞菌感染高危因素的患者应立即经验性使用对流感嗜血杆菌有活性的抗菌药物。对有铜绿假单胞菌感染高危因素的患者，应选择有抗铜绿假单胞菌活性的抗菌药物，还应根据当地药敏试验的监测结果调整用药，并尽可能应用支气管穿透性好且可降低细菌负荷的药物。应及时根据病原体检测及药敏试验结果和治疗反应调整抗菌药物治疗方案，若存在 1 种以上的病原菌，应尽可能选择能覆盖所有致病菌的抗菌药物。临床疗效欠佳时，需根据药敏试验结果调整抗菌药物，并即刻重新送检痰培养。若因耐药无法单用 1 种药物，可联合用药，但没有证据表明 2 种抗菌药物联合治疗对铜绿假单胞菌引起的支气管扩张症急性加重有益。急性加重期不需常规使用抗病毒药物。采用抗菌药物轮换策略有助于减轻细菌耐药，但目前尚无临床证据支持其常规应用。

急性加重期抗菌药物治疗的最佳疗程尚不确定，建议所有急性加重治疗疗程均应为 14 天左右。支气管扩张症稳定期患者长期口服或吸入抗菌药物的效果及其对细菌耐药的影响尚需进一步研究。

(三)咯血的治疗

1.大咯血的紧急处理

大咯血是支气管扩张症致命的并发症,1 次咯血量>200 mL 或 24 小时咯血量>500 mL 为大咯血,严重时可导致窒息。预防咯血窒息应视为大咯血治疗的首要措施,大咯血时首先应保证气道通畅,改善氧合状态,稳定血流动力学状态。咯血量少时应安抚患者,缓解其紧张情绪,嘱其患侧卧位休息。出现窒息时采取头低足高 45°的俯卧位,用手取出患者口中的血块,轻拍健侧背部促进气管内的血液排出。若采取上述措施无效时,应迅速进行气管插管,必要时行气管切开。

2.药物治疗

(1)垂体后叶素:为治疗大咯血的首选药物,一般静脉注射后 3～5 分钟起效,维持 20～30 分钟。用法:垂体后叶素 5～10 U 加 5%葡萄糖注射液 20～40 mL,稀释后缓慢静脉注射,约 15 分钟注射完毕,继之以垂体后叶素 10～20 U 加生理盐水或 5%葡萄糖注射液 500 mL 稀释后静脉滴注[0.1 U/(kg・h)],出血停止后再继续使用 2～3 天以巩固疗效。支气管扩张症伴有冠状动脉粥样硬化性心脏病(简称冠心病)、高血压、肺源性心脏病、心力衰竭以及孕妇均忌用。

(2)促凝血药:为常用的止血药物,可酌情选用抗纤维蛋白溶解药物,如氨基己酸(4～6 g+生理盐水 100 mL,15～30 分钟静脉滴注完毕,维持量 1 g/h)或氨甲苯酸(100～200 mg 加入 5%葡萄糖注射液或生理盐水 40 mL 内,静脉注射,2 次/天)。或增加毛细血管免疫力和血小板功能的药物如酚磺乙胺(250～500 mg,肌内注射或静脉滴注,2～3 次/天),还可给予巴曲酶 1～2 kU 静脉注射,5～10 分钟起效,可持续 24 小时。

(3)其他药物:如普鲁卡因 150 mg 加生理盐水 30 mL 静脉滴注,1～2 次/天,皮内试验阴性(0.1 mL 的 0.25%普鲁卡因溶液,皮内注射)者方可应用。酚妥拉明 5～10 mg 以生理盐水 20～40 mL 稀释,静脉注射,然后以 10～20 mg 加于生理盐水500 mL内静脉滴注。

(4)使用激素:支气管扩张症合并纤维素性支气管炎大咯血者,可在治疗原发病的同时,短期加用静脉激素治疗(可用甲基泼尼松龙或琥珀酸氢化可的松静脉滴注,大咯血基本控制后转为激素口服及减量至停用)。其疗效明显优于单纯使用止血药物。

3.介入治疗或外科手术治疗

支气管动脉栓塞术和(或)手术是大咯血的一线治疗方法。

(1)支气管动脉栓塞术:经支气管动脉造影向病变血管内注入可吸收的明胶海绵行栓塞治疗,对大咯血的治愈率为 90%左右,随访 1 年未复发的患者可达

70%。对于肺结核导致的大咯血，咯血的缓解率在支气管动脉栓塞术后2周为93%，在术后1年为51%，2年为39%。最常见的并发症为胸痛(34.5%)，脊髓损伤发生率及致死率低。

(2)经气管镜止血：大量咯血不止者，可经气管镜确定出血部位后，用浸有稀释肾上腺素的海绵压迫或填塞于出血部位止血，或在局部应用凝血酶或气囊压迫控制出血。

(3)手术：反复大咯血用上述方法无效、对侧肺无活动性病变且肺功能储备尚佳又无禁忌证者，可在明确出血部位的情况下考虑肺切除术。适合肺段切除的人数极少，绝大部分患者要行肺叶切除。

(四)非抗菌药物治疗

1.黏液溶解剂

气道黏液高分泌及黏液清除障碍导致黏液潴留是支气管扩张症的特征性改变。吸入高渗药物(如高张盐水)可增强理疗效果，短期吸入甘露醇则未见明显疗效。急性加重时应用溴己新可促进痰液排出，羟甲半胱氨酸可改善气体陷闭。成人支气管扩张症患者不推荐吸入重组人DNA酶。

2.支气管舒张剂

由于支气管扩张症患者常常合并气流阻塞及气道高反应性，因此经常使用支气管舒张剂，但目前并无确切依据。合并气流阻塞的患者应进行支气管舒张试验评价气道对β_2-受体激动剂或抗胆碱能药物的反应性，以指导治疗；不推荐常规应用甲基黄嘌呤类药物。

3.吸入糖皮质激素(以下简称激素)

吸入激素可拮抗气道慢性炎症，少数随机对照研究结果显示，吸入激素可减少排痰量，改善生活质量，有铜绿假单胞菌定植者改善更明显，但对肺功能和急性加重次数并无影响。目前证据不支持常规使用吸入性激素治疗支气管扩张症(合并支气管哮喘者除外)。

六、预防

在儿童期接种流感、麻疹、百日咳、肺炎链球菌疫苗，及时控制鼻窦和气道感染，解除气道阻塞和纠正免疫低下因素，对于预防支气管扩张的发生和发展具有积极意义。

第二章 消化内科疾病

第一节　胃食管反流病

一、概说

胃食管反流病(gastroesophageal reflux disease,GERD)是指胃内容物反流入食管,引起不适症状和(或)并发症的一种疾病。如酸(碱)反流导致的食管黏膜破损称为反流性食管炎(reflux esophagitis,RE)。常见症状有胸骨后疼痛或烧灼感、反酸、胃灼热、恶心、呕吐、咽下困难,甚至吐血等。

本病经常和慢性胃炎、消化性溃疡或食管裂孔疝等病并存,但也可单独存在。从广义上讲,凡能引起胃食管反流的情况,如进行性系统性硬化症、妊娠呕吐,以及任何原因引起的呕吐,或长期放置胃管、三腔管等,均可导致胃食管反流,引起继发性反流性食管炎。长期反复不愈的食管炎可导致食管瘢痕形成、食管狭窄或裂孔疝、慢性局限性穿透性溃疡,甚至发生癌变。

中国胃食管反流病共识意见中提出 GERD 可分为非糜烂性反流疾病(non-erosive reflux disease, NERD)、糜烂性食管炎(erosive esophagitis, EE)和 Barrett 食管(Barrett's esophagus,BE)3 种类型。有人认为 GERD 的 3 种类型相对独立,相互之间不转化或很少转化,但有些学者则认为这 3 种类型疾病之间可能有一定相关性。

NERD 是指存在反流相关的不适症状,但内镜下未见 BE 和食管黏膜破损。

EE 是指内镜下可见食管远段黏膜破损。

BE 是指食管远段的鳞状上皮被柱状上皮所取代。

在 GERD 的 3 种疾病形式中,NERD 最为常见,EE 可合并食管狭窄、溃疡和消化道出血,BE 有可能发展为食管腺癌。这 3 种疾病形式之间相互关联和进展的关系需做进一步研究。

蒙特利尔共识意见对 GERD 进行了分类，将 GERD 的表现分为食管综合征和食管外综合征，食管外综合征再分为明确相关和可能相关。

食管综合征包括以下 2 种。①症状综合征：典型反流综合征，反流性胸痛综合征。②伴食管破损的综合征：反流性食管炎，反流性食管狭窄，Barrett食管，食管腺癌。

食管外综合征包括以下 2 种。①明确相关的：反流性咳嗽综合征，反流性喉炎综合征，反流性哮喘综合征，反流性牙侵蚀综合征。②可能相关的：咽炎，鼻窦炎，特发性肺纤维化，复发性中耳炎。广泛使用 GERD 蒙特利尔定义中公认的名词将会使 GERD 的研究更加全球化。

在正常情况下，食管下端与胃交界线上 3～5 cm 范围内，有一条高压带（食管下括约肌）构成一个压力屏障，能防止胃内容物反流入食管。当食管下括约肌关闭不全时，或食管黏膜防御功能被破坏时，不能防止胃十二指肠内容物反流到食管，以致胃酸、胃蛋白酶、胆盐和胰酶等损伤食管黏膜，这均可促使发生胃食管反流病。其中以食管下括约肌功能失调引起的反流性食管炎为主要机制。

二、诊断

（一）临床表现

本病初起时可不出现症状，但也有胃食管明显反流者，常出现下列自觉症状。

1.胸骨后烧灼感或疼痛

此为最早最常见的症状，表现为在胸骨后感到烧灼样不适，并向胸骨上切迹、肩胛部或颈部放射，在餐后一小时躺卧或腹内压增高时出现，严重时可使患者于夜间醒来，口服抗酸剂后迅速缓解。但一部分长期有反流症状的患者，也可伴有挤压性疼痛，与体位或进食无关，抗酸剂不能使之缓解，进食酸性或热性液体时，则反使疼痛加重。

胃灼热也可在食管运动障碍或心、胆囊及胃十二指肠疾病中出现，确诊仍有赖于其他客观检查。

2.胃食管反流

胃食管反流表现为酸性或苦味液体反流到口腔，偶尔有食物从胃反流到口内。若严重者夜间出现反酸，可将液体或食物吸入肺内，引起阵发性咳嗽、呼吸困难及非季节性哮喘等。

3.咽下困难

初期多因炎症而有咽下轻度疼痛和阻塞不顺的感觉，进而食管痉挛，多有间歇性咽下梗阻。后期食管狭窄则表现为咽下困难，甚至有进食后不能咽下的间断反吐现象，严重患者可呈间歇性咽下困难，伴有咽下疼痛。此时，不一定有食管狭窄，可能为食管远端的运动功能障碍，继发食管痉挛所致。

慢性患者由于持续的咽下困难，饮食减少，摄取营养不足，体重明显下降。

4.出血

此为严重的活动性炎症。由于黏膜糜烂出血，可出现大便潜血阳性，或吐出物带血，或引起轻度缺铁性贫血，饮酒后出血更重。

5.消化道外症状

Delahuntg 综合征即发生慢性咽炎、慢性声带炎和气管炎等综合征。这是由于胃食管的经常性反流，对咽部和声带产生损伤性炎症，引起咽部灼酸苦辣的感觉；还可以并发咽食管憩室和“唇烧灼”综合征，即发生口腔黏膜糜烂和舌、唇、口腔的烧灼感。反流性食管炎还可导致反复发作的咳嗽、哮喘、夜间呼吸暂停、心绞痛样胸痛。

反流性食管炎出现症状的轻重，与反流量、伴发裂孔疝的大小及内镜所见的组织病变程度均无明显的正相关关系，而是与反流物质和食管黏膜接触时间有密切关系。症状严重者，反流时食管 pH 在 4.0 以下，而且酸清除时间明显延长。

(二)辅助检查

1.上消化道内镜检查

上消化道内镜检查有助于确定有无反流性食管炎以及有无合并症和并发症，如食管裂孔疝、食管炎性狭窄、食管癌等，结合病理活检有利于明确病变性质。但内镜下的食管炎不一定均由反流所致，还有其他病因(如吞服药物、真菌感染、腐蚀剂等)需除外。一般来说，远端食管炎常常由反流引起。

2.钡餐检查

反流性食管炎患者的食管钡餐检查可显示下段食管黏膜皱襞增粗、不光滑，可见浅龛影或伴有狭窄等，食管蠕动可减弱。有时可显示食管裂孔疝，表现为贲门增宽，胃黏膜疝入食管内，尤其在头低位时，钡剂可向食管反流。卧位时如吞咽小剂量的硫酸钡，则显示多数 GERD 患者的食管体部和食管下括约肌排钡延缓。一般来说，此项检查阳性率不高，有时难以判断病变性质。

3.食管 pH 监测

24 小时食管 pH 监测能详细显示酸反流、昼夜酸反流规律、酸反流与症状的关系以及患者对治疗的反应,使治疗个体化。其对 EE 的阳性率>80%,对 NERD 的阳性率为 50%~75%。此项检查虽能显示过多的酸反流,也是迄今为止公认的“金标准”,但也有假阴性。

4.食管测压

食管测压能显示食管下括约肌压力低下,一过性食管下括约肌松弛情况。尤其是松弛后蠕动压低以及食管蠕动收缩波幅低下或消失,这些正是胃食管反流的运动病理基础。在 GERD 的诊断中,食管测压除帮助食管 pH 电极定位、术前评估食管功能和预测手术外,还能预测抗反流治疗的疗效和帮助判断是否需长期维持治疗。

5.食管胆汁反流监测

其方法是将光纤导管的探头放置食管下括约肌上缘之上 5 cm 处,以分光光度法监测食管反流物内的胆红素含量,并将结果输回光电子系统。胆汁是十二指肠内容物的重要成分。其中含有的胆红素是胆汁中的主要的色素成分,在 453 nm 处有特殊的吸收高峰,可间接表明食管暴露于十二指肠内容物的情况。此项检查虽能间接反映十二指肠胃食管的反流情况,但有其局限性,一是胆红素不是唯一的有害物质,二是反流物中的黏液、食物颗粒、血红蛋白等的影响可出现假阳性的结果。

6.其他

对食管黏膜超微结构的研究可了解反流存在的病理生理学基础。无线食管 pH 测定可提供更长时间的酸反流检测。腔内阻抗技术的应用可监测所有反流事件,明确反流物的性质(气体、液体或气体液体混合物),与食管 pH 监测联合应用可明确反流物为酸性或非酸性以及反流物与反流症状的关系。

三、临床诊断

(一)GERD 诊断

1.临床诊断

(1)有典型的胃灼热和反流症状,且无幽门梗阻或消化道梗阻的证据,临床上可考虑为 GERD。

(2)有食管外症状,又有反流症状,可考虑是反流相关或可能相关的食管外症状,如反流相关的咳嗽、哮喘。

(3)如仅有食管外症状,但无典型的胃灼热和反流症状,尚不能诊断为 GERD。宜进一步了解食管外症状发生的时间、与进餐和体位的关系以及其他诱因。需注意有无重叠症状(如同时有 GERD 和肠易激综合征或功能性消化不良)、焦虑、抑郁状态、睡眠障碍等。

2.上消化道内镜检查

由于我国是胃癌、食管癌的高发国家,内镜检查已广泛开展。因此,对于拟诊患者一般先进行内镜检查,特别是症状发生频繁、程度严重,伴有报警征象或有肿瘤家族史,或患者很希望内镜检查时。上消化道内镜检查有助于确定有无反流性食管炎及有无合并症和并发症,如食管裂孔疝、食管炎性狭窄以及食管癌等;有助于 NERD 的诊断。先行内镜检查比先行诊断性治疗,能够有效地缩短诊断时间。对食管黏膜破损者,可按洛杉矶会议提出的分级标准,将内镜下食管病变严重程度分为 A～D 级。①A 级:食管黏膜有一个或几个<5 mm 的黏膜损伤。②B 级:同 A 级外,连续病变黏膜损伤>5 mm。③C 级:非环形的超过两个皱襞以上的黏膜融合性损伤(范围<75%食管周径)。④D 级:广泛黏膜损伤,病灶融合,损伤范围>75%食管周径或全周性损伤。

3.诊断性治疗

对拟诊患者或疑有反流相关食管外症状的患者,尤其是上消化道内镜检查阴性时,可采用诊断性治疗。

质子泵抑制剂(proton pump inhibitor,PPI)诊断性治疗(PPI 试验)已被证实是行之有效的方法。建议服用标准剂量 PPI 每天 2 次,疗程为 1～2 周。服药后如症状明显改善,则支持酸相关 GERD 的诊断;如症状改善不明显,则可能有酸以外的因素参与或不支持诊断。

PPI 试验不仅有助于诊断 GERD,同时还启动了治疗。其本质在于 PPI 阳性与否充分强调了症状与酸之间的关系,是反流相关的检查。PPI 阴性有以下几种可能:①抑酸不充分;②存在酸以外因素诱发的症状;③症状不是反流引起的。

PPI 试验具有方便、可行、无创和敏感性高的优点,缺点是特异性较低。

(二)NERD 诊断

1.临床诊断

NERD 主要依赖症状学特点进行诊断,典型的症状为胃灼热和反流。患者以胃灼热症状为主诉时,如能排除可能引起胃灼热症状的其他疾病,且内镜检查未见食管黏膜破损,可做出 NERD 的诊断。

2.相关检查

内镜检查对 NERD 的诊断价值在于可排除 EE 或 BE 以及其他上消化道疾

病,如溃疡或胃癌。

3.诊断性治疗

PPI 试验是目前临床诊断 NERD 最为实用的方法。PPI 治疗后,胃灼热等典型反流症状消失或明显缓解提示症状与酸反流相关,如内镜检查无食管黏膜破损的证据,临床可诊断为 NERD。

(三)BE 诊断

1.临床诊断

BE 本身通常不引起症状,临床主要表现为 GERD 的症状,如胃灼热、反流、胸骨后疼痛、吞咽困难等,但约 25%的患者无 GERD 症状。因此,在筛选 BE 时不应仅局限于有反流相关症状的人群,行常规胃镜检查时,对无反流症状的患者也应注意有无 BE 存在。

2.内镜诊断

BE 的诊断主要根据内镜检查和食管黏膜活检结果。如内镜检查发现食管远端有明显的柱状上皮化生并得到病理学检查证实时,即可诊断为 BE。其分型表现如下。①全周型:红色黏膜向食管延伸,累及全周,与胃黏膜无明显界限,游离缘距食管下括约肌在 3 cm 以上。②岛型:齿状线1 cm以上出现斑片状红色黏膜。③舌型:与齿状线相连,伸向食管呈火舌状。

按柱状上皮化生长度分类:①长段 BE,上皮化生累及食管全周,且长度≥3 cm。②短段 BE,柱状上皮化生未累及食管全周,或虽累及全周,但长度<3 cm。

内镜表现如下。①SCJ 内镜标志:食管鳞状上皮表现为淡粉色光滑上皮,胃柱状上皮表现为橘红色,鳞、柱状上皮交界处构成的齿状 Z 线,即为 SCJ。②EGJ 内镜标志:为管状食管与囊状胃的交界处,其内镜下定位的标志为最小充气状态下胃黏膜皱襞的近侧缘和(或)食管下端纵行栅栏样血管末梢。③明确区分 SCJ 及 EGJ:这对于识别 BE 十分重要,因为在解剖学上 EGJ 与内镜观察到的 SCJ 并不一致,且反流性食管炎黏膜在外观上可与 BE 混淆,所以确诊 BE 需病理活检证实。④BE 内镜下典型表现:EGJ 近端出现橘红色柱状上皮,即 SCJ 与 EGJ 分离。BE 的长度测量应从 EGJ 开始向上至 SCJ。内镜下亚甲蓝染色有助于对灶状肠化生的定位,并能指导活检。

3.病理学诊断

(1)活检取材:推荐使用四象限活检法,即常规从 EGJ 开始向上以 2 cm 的间隔分别在 4 个象限取活检;对疑有 BE 癌变者应向上每隔 1 cm 在 4 个象限取活检;对有溃疡、糜烂、斑块、小结节狭窄和其他腔内异常者,均应取活检行病理学检查。

(2)组织分型:①贲门腺型,与贲门上皮相似,有胃小凹和黏液腺,但无主细胞和壁细胞。②胃底腺型,与胃底上皮相似,可见主细胞和壁细胞,但BE上皮萎缩较明显,腺体较少且短小,此型多分布于BE远端近贲门处。③特殊肠化生型,又称Ⅲ型肠化生或不完全小肠化生型,分布于鳞状细胞和柱状细胞交界处,化生的柱状上皮中可见杯状细胞为其特征性改变。

(3)BE的异型增生:①低度异型增生,由较多小而圆的腺管组成,腺上皮细胞拉长,细胞核染色质浓染,核呈假复层排列,黏液分泌很少或不分泌,增生的细胞可扩展至黏膜表面。②高度异型增生,腺管形态不规则,呈分支或折叠状,有些区域失去极性。与低度异型增生相比,高度异型增生细胞核更大、形态不规则且呈簇状排列,核膜增厚,核仁呈明显双嗜性,间质无浸润。

四、鉴别诊断

(一)反流性食管炎

两病可合并存在,在临床上,两者均可出现反流性症状,如胃灼热、反酸、咽下困难及出血等。也可因腹内压或胃内压增高而加重症状。但反流性食管炎症状仅限于胃食管反流现象。而食管裂孔疝不但影响食管,也侵及附近神经,甚至影响心肺功能,故其反流症状较重,胸骨后可出现明显疼痛,也可出现咽部异物感和阵发性心律不齐。在诊断上,食管裂孔疝主要依靠X线钡餐,而反流性食管炎主要依靠内镜。

(二)食管贲门黏膜撕裂综合征

最典型的病史是先有干呕或呕吐正常胃内容物一次或多次,随后呕吐新鲜血液,诊断主要靠内镜。由于浅表的撕裂病损,在出血后72小时内多数已愈合,因此应及时做内镜检查。

(三)贲门失弛缓症

这是一种食管的神经肌肉功能障碍性疾病,也可出现像反流性食管炎样的食物反流、吞咽困难及胸骨后疼痛等症状。但本症多见于20～40岁的年轻患者,发病常与情绪波动及冷饮有关。X线钡餐检查可见鸟嘴状及钡液平面等特征性改变。食管压力测定可观察到食管下端2/3无蠕动,吞咽时食管下括约肌压力比静止压升高1.3 kPa,并松弛不完全,必要时可做内镜检查,以排除其他疾病。

(四)弥漫性食管痉挛

此病可伴有吞咽困难和胸骨后疼痛，是一种食管下端2/3无蠕动而又强烈收缩的疾病，一般不常见，可发生在任何年龄。食管钡餐检查可见“螺旋状食管”，即食管收缩时食管外观呈锯齿状。食管测压试验可观察到反复非蠕动性高幅度持久的食管收缩。

(五)食管癌

食管癌以进行性咽下困难为典型症状，出现胃灼热和反酸的症状较少，但若由于癌瘤的糜烂及溃疡形成或伴有食管炎症，也可见到胸骨后烧灼痛。一般进行食管X线钡餐检查，或食管镜检查，不难与反流性食管炎进行鉴别。

五、并发症

(一)食管并发症

1.反流性食管炎

反流性食管炎是内镜下可见远段食管黏膜的破损，甚至出现溃疡，是胃食管反流病食管损伤的最常见后果和表现。

2.Barrett食管

Barrett食管多发生于鳞状上皮与柱状上皮交界处。蒙特利尔定义认为，当内镜疑似食管化生活检发现柱状上皮时，应诊断为Barrett食管，并具体说明是否存在肠型化生。

3.食管狭窄和出血

反流性食管狭窄是严重反流性疾病的结果。长期食管炎症由于瘢痕形成而导致食管狭窄，表现为吞咽困难、反胃和胸骨后疼痛，狭窄多发生于食管下段。GERD引起的出血罕见，主要见于食管溃疡者。

4.食管腺癌

蒙特利尔共识意见明确指出食管腺癌是GERD的并发症，食管腺癌的危险性与胃灼热的频率和时间成正比，慢性GERD症状增加食管腺癌的危险性。长节段Barrett食管伴化生是食管腺癌最重要、明确的危险因素。

(二)食管外并发症

反流性食管炎由于反流的胃液侵袭咽部、声带和气管，引起慢性咽炎、声带炎和气管炎，甚至吸入性肺炎。

六、治疗

(一)改变生活方式

抬高床头、睡前 3 小时不再进食、避免高脂肪食物、戒烟酒、减少摄入可以降低食管下括约肌压力的食物(如巧克力、薄荷、咖啡、洋葱、大蒜等)。减轻体质量可减少 GERD 患者反流症状。

(二)抑制胃酸分泌

抑制胃酸的药物包括 H_2 受体拮抗剂和质子泵抑制剂(PPI)等。

1.初始治疗

初始治疗的目的是尽快缓解症状,治愈食管炎。

(1)H_2 受体拮抗剂仅适用于轻、中度 GERD 治疗。H_2 受体拮抗剂(西咪替丁、雷尼替丁、法莫替丁等)治疗反流性 GERD 的食管炎愈合率为 50%～60%,胃灼热症状缓解率为 50%。

(2)PPI 是 GERD 治疗中最常用的药物,是伴有食管炎的 GERD 治疗首选。临床奥美拉唑、兰索拉唑、泮托拉唑、雷贝拉唑和埃索美拉唑可供选用。在标准剂量下,新一代 PPI 具有更强的抑酸作用。

PPI 治疗糜烂性食管炎的内镜下 4 周愈合率、8 周愈合率分别为 80%和 90%左右。PPI 推荐采用标准剂量,疗程为 8 周。部分患者症状控制不满意时可加大剂量或换一种 PPI。

(3)非糜烂性反流疾病(NERD)治疗的主要药物是 PPI。由于 NERD 发病机制复杂,PPI 对其症状疗效不如对糜烂性食管炎的疗效,但 PPI 是治疗 NERD 的主要药物,治疗的疗程应不少于 8 周。

2.维持治疗

维持治疗是巩固疗效、预防复发的重要措施。GERD 是一种慢性疾病,停药后半年的食管炎与症状复发率分别为 80%和 90%,故经初始治疗后,为了控制症状、预防并发症,通常需采取维持治疗。

目前维持治疗的方法有 3 种:维持原剂量或减量、间歇用药、按需治疗。对于采取哪一种维持治疗方法,主要根据患者症状及食管炎分级来选择药物与剂量,通常严重的糜烂性食管炎(LAC-D 级)需足量维持治疗,NERD 可采用按需治疗。H_2 受体拮抗剂长期使用会产生耐受性,一般不适合作为长期维持治疗的药物。

(1)原剂量或减量维持:维持原剂量或减量使用 PPI,每天 1 次,长期使用以维持症状持久缓解，预防食管炎复发。

(2)间歇治疗：PPI 剂量不变，但延长用药周期，最常用的是隔天疗法。3 天 1 次或周末疗法因间隔时间太长，不符合 PPI 的药代动力学，抑酸效果较差，不提倡使用。在维持治疗过程中，若症状出现反复，应增至足量 PPI 维持。

(3)按需治疗：按需治疗指仅在出现症状时用药，症状缓解后即停药。按需治疗建议在医师指导下，由患者自己控制用药，没有固定的治疗时间，治疗费用低于维持治疗。

3.Barrett 食管(BE)治疗

虽有文献报道 PPI 能延缓 BE 的进程，尚无足够的循证依据证实其能逆转 BE。BE 伴有糜烂性食管炎及反流症状者，采用大剂量 PPI 治疗，并长期维持治疗。

4.控制夜间酸突破

夜间酸突破指在每天早、晚餐前服用 PPI 治疗的情况下，夜间胃内 pH<4 持续时间>1 小时。控制夜间酸突破是治疗 GERD 的措施之一。治疗方法包括调整 PPI 用量、睡前加用 H_2 受体拮抗剂、应用血浆半衰期更长的 PPI 等。

(三)对 GERD 可选择性使用促动力药物

在 GERD 的治疗中，抑酸药物治疗效果不佳时，考虑联合应用促动力药物，特别是对于伴有胃排空延迟的患者。

(四)手术与内镜治疗

手术与内镜治疗应综合考虑，慎重决定。GERD 手术与内镜治疗的目的是增强食管下括约肌抗反流作用，缓解症状，减少抑酸剂的使用，提高患者的生活质量。

BE 伴高度不典型增生、食管严重狭窄等并发症，可考虑内镜或手术治疗。

第二节　消化性溃疡

消化性溃疡主要指发生在胃和十二指肠的慢性溃疡，即胃溃疡(gastric ulcer，GU)和十二指肠溃疡(duodenal ulcer，DU)，因溃疡形成与胃酸/胃蛋白酶的消化作用有关而得名。溃疡的黏膜缺损超过黏膜肌层，不同于糜烂。

一、病因和发病机制

在正常生理情况下，胃十二指肠黏膜经常接触有强侵蚀力的胃酸和在酸性环境下被激活、能水解蛋白质的胃蛋白酶，还经常受摄入的各种有害物质的侵袭，但却能抵御这些侵袭因素的损害，维持黏膜的完整性，这是因为胃十二指肠黏膜具有一系列防御和修复机制。目前认为，胃十二指肠黏膜的这一完善而有效的防御和修复机制，足以抵抗胃酸/胃蛋白酶的侵蚀。一般而言，只有当某些因素损害了这一机制才可能发生胃酸/胃蛋白酶侵蚀黏膜进而导致溃疡形成。近年的研究已经明确，幽门螺杆菌和非甾体抗炎药是损害胃十二指肠黏膜屏障从而导致消化性溃疡发病的最常见病因。少见的特殊情况，例如当胃酸过度分泌远远超过黏膜的防御和修复作用时也可能导致消化性溃疡发生。现将这些病因及其导致溃疡发生的机制分述如下。

(一)幽门螺杆菌

确认幽门螺杆菌为消化性溃疡的重要病因主要基于2个方面的证据：①消化性溃疡患者的幽门螺杆菌检出率显著高于对照组的普通人群，在DU的检出率约为90%、在GU为70%～80%(幽门螺杆菌阴性的消化性溃疡患者往往能找到非甾体抗炎药服用史等其他原因)；②大量临床研究确认，成功根除幽门螺杆菌后溃疡复发率明显下降，用常规抑酸治疗后愈合的溃疡年复发率为50%～70%，而根除幽门螺杆菌可使溃疡复发率降至5%以下，这就表明去除病因后消化性溃疡可获治愈。至于为什么在感染幽门螺杆菌的人群中仅有少部分人(约15%)发生消化性溃疡，一般认为，这是幽门螺杆菌、宿主和环境因素相互作用的不同结果。

幽门螺杆菌感染导致消化性溃疡发病的确切机制尚未阐明。目前比较普遍接受的一种假说试图将幽门螺杆菌、宿主和环境3个因素在DU发病中的作用统一起来。该假说认为，胆酸对幽门螺杆菌生长具有强烈的抑制作用。因此，正常情况下幽门螺杆菌无法在十二指肠生存，十二指肠球部酸负荷增加是DU发病的重要环节，因为酸可使结合胆酸沉淀，从而有利于幽门螺杆菌在十二指肠球部生长。幽门螺杆菌只能在胃上皮组织定植，因此只有十二指肠球部发生胃上皮化生时，在十二指肠球部存活的幽门螺杆菌才能定植下来，而据认为十二指肠球部的胃上皮化生是十二指肠对酸负荷的一种代偿反应。十二指肠球部酸负荷增加的原因，一方面与幽门螺杆菌感染引起慢性胃窦炎有关，幽门螺杆菌感染直接或间接作用于胃窦D、G细胞，削弱了胃酸分泌的负反馈调节，从而导致餐后胃酸分泌增加；另一方面，吸烟、应激和遗传等因素均与胃酸分泌增加有关。定植在十二指肠球部的幽门螺杆菌引起十二指肠炎症，炎症削弱了十二指肠黏膜的防御和修复功能，在胃酸/胃蛋白酶的侵蚀下最终导致 DU 发生。十二指肠炎症同时导致十二指肠黏膜分泌碳酸氢盐减少，间接增加十二指肠的酸负荷，进一步促进 DU 的发生和发展过程。

对幽门螺杆菌引起 GU 的发病机制研究较少，一般认为是幽门螺杆菌感染引起的胃黏膜炎症削弱了胃黏膜的屏障功能，胃溃疡好发于非泌酸区与泌酸区交界处的非泌酸区侧，反映了胃酸对屏障受损的胃黏膜的侵蚀作用。

（二）非甾体抗炎药

非甾体抗炎药（nonsteroidal anti-inflammatory drug，NSAID）是引起消化性溃疡的另一个常见病因。大量研究结果显示，服用 NSAID 的患者发生消化性溃疡及其并发症的危险性显著高于普通人群。临床研究报道，在长期服用 NSAID 的患者中 10%～25%可发现胃或十二指肠溃疡，有 1%～4%的患者发生出血、穿孔等溃疡并发症。NSAID 引起的溃疡以 GU 较 DU 多见。溃疡形成及其并发症发生的危险性除与服用 NSAID 种类、剂量、疗程有关外，还与高龄、同时服用抗凝血药、糖皮质激素等因素有关。

NSAID 通过削弱黏膜的防御和修复功能而导致消化性溃疡发病，损害作用包括局部作用和系统作用。系统作用是主要致溃疡机制，主要是通过抑制环加氧酶（COX）而起作用。COX 是花生四烯酸合成前列腺素的关键限速酶，COX 有两种异构体，即结构型 COX-1 和诱生型 COX-2。COX-1 在组织细胞中恒量表达，催化生理性前列腺素合成而参与机体生理功能调节；COX-2 主要在病理情况下由炎症刺激诱导产生，促进炎症部位前列腺素的合成。传统的 NSAID（如阿司匹林、吲哚美辛等）旨在抑制COX-2而减轻炎症反应，但特异性差，同时抑制了 COX-1，导致胃肠黏膜生理性前列腺素 E 合成不足。局部作用通过增加黏液和碳酸氢盐分泌、促进黏膜血流增加、细胞保护等作用在维持黏膜防御和修复功能中起重要作用。

NSAID 和幽门螺杆菌是引起消化性溃疡发病的 2 个独立因素，至于二者是否有协同作用则尚无定论。

（三）胃酸和胃蛋白酶

消化性溃疡的最终形成是由于胃酸/胃蛋白酶对黏膜自身消化所致的。因为胃蛋白酶活性是 pH 依赖性的，在 pH＞4 时便失去活性，所以，在探讨消化性溃疡发病机制和治疗措施时主要考虑胃酸。无酸情况下罕有溃疡发生及抑制胃酸分泌药物能促进溃疡愈合的事实均确证胃酸在溃疡形成过程中的决定性作用,是溃疡形成的直接原因。胃酸的这一损害作用一般只有在正常黏膜防御和修复功能遭受破坏时才能发生。

DU 患者中约有 1/3 存在五肽胃泌素刺激的最大胃酸分泌量增高现象,其余患者最大胃酸分泌量多在正常高值,DU 患者胃酸分泌增高的可能因素及其在 DU 发病中的间接及直接作用已如前述。GU 患者基础胃酸分泌量及最大胃酸分泌量多属正常或偏低。对此,可能解释为 GU 患者多伴多灶萎缩性胃炎,因而胃体壁细胞泌酸功能已受影响,而 DU 患者多为慢性胃窦炎,胃体黏膜未受损或受损轻微因而仍能保持旺盛的泌酸能力。少见的特殊情况如胃泌素瘤患者,极度增加的胃酸分泌的攻击作用远远超过黏膜的防御作用,因而成为溃疡形成的起始因素。近年来,非幽门螺杆菌、非 NSAID(也非胃泌素瘤)相关的消化性溃疡报道有所增加,这类患者病因未明,是否与高酸分泌有关尚有待研究。

(四)其他因素

下列因素与消化性溃疡发病有不同程度的关系。

(1)吸烟:吸烟者消化性溃疡发生率比不吸烟者高,吸烟影响溃疡愈合和促进溃疡复发。吸烟影响溃疡形成和愈合的确切机制未明,可能与吸烟增加胃酸分泌、减少十二指肠及胰腺碳酸氢盐分泌、影响胃十二指肠协调运动、黏膜损害性氧自由基增加等因素有关。

(2)遗传:遗传因素曾一度被认为是消化性溃疡发病的重要因素,但随着幽门螺杆菌在消化性溃疡发病中的重要作用得到认识,遗传因素的重要性受到挑战。例如,消化性溃疡的家族史可能是幽门螺杆菌感染的“家庭聚集”现象;O 型血胃上皮细胞表面表达更多黏附受体而有利于幽门螺杆菌定植。因此,遗传因素的作用尚有待进一步研究。

(3)急性应激:急性应激可引起应激性溃疡已是共识。但在慢性溃疡患者,情绪应激和心理障碍的致病作用却无定论。临床观察发现长期精神紧张、过劳,确实易使溃疡发作或加重,但这多在慢性溃疡已经存在时发生,因此情绪应激可能主要起诱因作用,可能通过神经内分泌途径影响胃十二指肠分泌、运动和黏膜血流的调节。

(4)胃十二指肠运动异常:研究发现部分 DU 患者胃排空增快,这可使十二指肠球部酸负荷增大;部分 GU 患者有胃排空延迟,这可增加十二指肠液反流入胃的可能性,加重胃黏膜屏障损害。但目前认为,胃肠运动障碍不大可能是原发病因,但可加重幽门螺杆菌或NSAID对黏膜的损害。

总之,消化性溃疡是一种多因素疾病,其中幽门螺杆菌感染和服用NSAID是已知的主要病因,溃疡发生是黏膜侵袭因素和防御因素失平衡的结果,胃酸在溃疡形成中起关键作用。

二、病理

GU多发生在胃角和胃窦小弯;DU发生在球部,前壁比较常见。组织学上,GU大多发生在幽门腺区(胃窦)与泌酸腺区(胃体)交界处的幽门腺区一侧。幽门腺区黏膜可随年龄增长而扩大[假幽门腺化生和(或)肠化生],使其与泌酸腺区之交界线上移,所以,老年患者GU的部位多较高。溃疡一般为单个,也可多个,呈圆形或椭圆形。DU直径多<10 mm,GU要比DU稍大。也可见到直径>2 cm的巨大溃疡。溃疡边缘光整、底部洁净,由肉芽组织构成,上面覆盖有灰白色或灰黄色纤维渗出物。活动性溃疡周围黏膜常有炎症水肿。溃疡浅者累及黏膜肌层,深者达肌层甚至浆膜层,溃破血管时引起出血,穿破浆膜层时引起穿孔。溃疡愈合时周围黏膜炎症、水肿消退,边缘上皮细胞增生覆盖溃疡面,其下的肉芽组织纤维转化,变为瘢痕,瘢痕收缩使周围黏膜皱襞向其集中。

三、临床表现

上腹痛是消化性溃疡的主要症状,但部分患者可无症状或症状较轻以致于不被患者所注意,而以出血、穿孔等并发症为首发症状。典型的消化性溃疡有如下临床特点:①慢性过程,病史可达数年至数十年;②周期性发作,发作与自发缓解相交替,发作期可为数周或数月,缓解期也长短不一,短者数周、长者数年;发作常有季节性,多在秋冬或冬春之交发病,可因精神情绪不良或过劳而诱发;③发作时上腹痛呈节律性,表现为空腹痛即餐后2～4小时和(或)午夜痛,腹痛多为进食或服用抗酸药所缓解,典型节律性表现在DU多见。

(一)症状

上腹痛为主要症状,性质多为灼痛,也可为钝痛、胀痛、剧痛或饥饿样不适感。多位于中上腹,可偏右或偏左。一般为轻至中度持续性痛。疼痛常有典型的节律性如上述。腹痛多在进食或服用抗酸药后缓解。

部分患者无上述典型表现的疼痛,而仅表现为无规律性的上腹隐痛或不适。具或不具典型疼痛者均可伴有反酸、嗳气、上腹胀等症状。

(二)体征

溃疡活动时上腹部可有局限性轻压痛,缓解期无明显体征。

四、特殊类型的消化性溃疡

(一)复合溃疡

复合溃疡指胃和十二指肠同时发生的溃疡。DU往往先于GU出现。幽门梗阻发生率较高。

(二)幽门管溃疡

幽门管位于胃远端,与十二指肠交界,长约为2 cm。幽门管溃疡与DU相似,胃酸分泌一般较高。幽门管溃疡上腹痛的节律性不明显,对药物治疗反应较差,呕吐较多见,较易发生幽门梗阻、出血和穿孔等并发症。

(三)球后溃疡

DU大多发生在十二指肠球部,发生在球部远段十二指肠的溃疡称球后溃疡。多发生在十二指肠乳头的近端。具DU的临床特点,但午夜痛及背部放射痛多见,对药物治疗反应较差,较易并发出血。

(四)巨大溃疡

巨大溃疡指直径>2 cm的溃疡。对药物治疗反应较差、愈合时间较慢,易发生慢性穿透或穿孔。胃的巨大溃疡注意与恶性溃疡鉴别。

(五)老年人消化性溃疡

近年,老年人发生消化性溃疡的报道增多。临床表现多不典型,GU多位于胃体上部甚至胃底部,溃疡常较大,易误诊为胃癌。

(六)无症状性溃疡

约15%的消化性溃疡患者可无症状,而以出血、穿孔等并发症为首发症状。可见于任何年龄,以老年人较多见;NSAID引起的溃疡近半数无症状。

五、实验室和其他检查

(一)胃镜检查

胃镜检查是确诊消化性溃疡首选的检查方法。胃镜检查不仅可对胃十二指肠黏膜进行直接观察、摄像,还可在直视下取活组织做病理学检查及幽门螺杆菌检测。因此,胃镜检查对消化性溃疡的诊断及胃良、恶性溃疡鉴别诊断的准确性高于X线钡餐检查。例如,在溃疡较小或较浅时钡餐检查有可能漏诊;钡餐检查发现十二指肠球部畸形可有多种解释;活动性上消化道出血是钡餐检查的禁忌证;胃的良、恶性溃疡鉴别必须由活检来确定。

内镜下消化性溃疡多呈圆形或椭圆形，也有呈线形，边缘光整，底部覆有灰黄色或灰白色渗出物，周围黏膜可有充血、水肿，可见皱襞向溃疡集中。内镜下溃疡可分为活动期(A)、愈合期(H)和瘢痕期(S)3个病期，其中每个病期又可分为1和2两个阶段。

(二)X线钡餐检查

X线钡餐检查适用于对胃镜检查有禁忌或不愿接受胃镜检查者。溃疡的X线征象有直接和间接两种：龛影是直接征象，对溃疡有确诊价值；局部压痛、十二指肠球部激惹和球部畸形、胃大弯侧痉挛性切迹均为间接征象，仅提示可能有溃疡。

(三)幽门螺杆菌检测

幽门螺杆菌检测应列为消化性溃疡诊断的常规检查项目，因为有无幽门螺杆菌感染决定治疗方案的选择。检测方法分为侵入性和非侵入性两类。前者需通过胃镜检查取胃黏膜活组织进行检测，主要包括快呋塞米素酶试验、组织学检查和幽门螺杆菌培养；后者主要有^{13}C或^{14}C尿素呼气试验、粪便幽门螺杆菌抗原检测及血清学检查(定性检测血清抗幽门螺杆菌IgG抗体)。

快呋塞米素酶试验是侵入性检查的首选方法，操作简便、费用低。组织学检查可直接观察幽门螺杆菌，与快呋塞米素酶试验结合，可提高诊断准确率。幽门螺杆菌培养技术要求高，主要用于科研。^{13}C或^{14}C尿素呼气试验检测幽门螺杆菌敏感性及特异性高而无须胃镜检查，可作为根除治疗后复查的首选方法。

应注意，近期应用抗生素、质子泵抑制剂、铋剂等药物，因有暂时抑制幽门螺杆菌的作用，会使上述检查(血清学检查除外)呈假阴性。

(四)胃液分析和血清胃泌素测定

一般仅在怀疑有胃泌素瘤时做鉴别诊断之用。

六、诊断和鉴别诊断

(一)诊断

慢性病程、周期性发作的节律性上腹疼痛，且上腹痛可为进食或抗酸药所缓解的临床表现是诊断消化性溃疡的重要临床线索。但应注意，一方面有典型溃疡样上腹痛症状者不一定是消化性溃疡，另一方面部分消化性溃疡患者症状可不典型甚至无症状。因此，单纯依靠病史难以得出可靠诊断。确诊有赖胃镜检查。X线钡餐检查发现龛影也有确诊价值。

(二)鉴别诊断

本病主要临床表现为慢性上腹痛，当仅有病史和体检资料时，需与其他有上腹痛症状的疾病(如肝、胆、胰、肠疾病和胃的其他疾病)相鉴别。功能性消化不良临床常见且临床表现与消化性溃疡相似，应注意鉴别。如做胃镜检查，可确定有无胃十二指肠溃疡存在。胃镜检查如见胃十二指肠溃疡，应注意与引起胃十二指肠溃疡的少见特殊病因或以溃疡为主要表现的胃十二指肠肿瘤鉴别。其中，与胃癌、胃泌素瘤的鉴别要点如下。

1.胃癌

内镜或X线检查见到胃的溃疡，必须进行良性溃疡(胃溃疡)与恶性溃疡(胃癌)的鉴别。Ⅲ型早期胃癌单凭内镜所见与良性溃疡鉴别有困难，放大内镜和染色内镜对鉴别有帮助，但最终必须依靠直视下取活检鉴别。恶性溃疡的内镜特点：①溃疡形状不规则，一般较大；②底凹凸不平、苔污秽；③边缘呈结节状隆起；④周围皱襞中断；⑤胃壁僵硬、蠕动减弱(X线钡餐检查也可见上述相应的X线征)。活检可以确诊，但必须强调，对于怀疑胃癌而一次活检阴性者，必须在短期内复查胃镜进行再次活检，即使内镜下诊断为良性溃疡且活检阴性，仍有漏诊胃癌的可能。因此，对初诊为胃溃疡者，必须在完成正规治疗的疗程后进行胃镜复查，胃镜复查溃疡缩小或愈合不是鉴别良、恶性溃疡的最终依据，必须重复活检加以证实。

2.胃泌素瘤

胃泌素瘤也称Zollinger-Ellison综合征，是胰腺非β细胞瘤分泌大量胃泌素所致的。肿瘤往往很小(直径<1 cm)，生长缓慢，半数为恶性。大量胃泌素可刺激壁细胞增生，分泌大量胃酸，使上消化道经常处于高酸环境，导致胃十二指肠球部和不典型部位(十二指肠降段、横段、甚或空肠近端)发生多发性溃疡。胃泌素瘤与普通消化性溃疡的鉴别要点是该病溃疡发生于不典型部位，具难治性特点，有过高胃酸分泌(基础胃酸分泌量和最大胃酸分泌量均明显升高，且基础胃酸分泌量/最大胃酸分泌量>60%)及高空腹血清胃泌素(>200 pg/mL，常>500 pg/mL)。

七、并发症

(一)出血

溃疡侵蚀周围血管可引起出血。出血是消化性溃疡最常见的并发症，也是上消化道大出血最常见的病因(约占所有病因的50%)。

(二)穿孔

溃疡病灶向深部发展穿透浆膜层则并发穿孔。溃疡穿孔临床上可分为急性、亚急性和慢性3种类型,以第1种常见。急性穿孔的溃疡常位于十二指肠前壁或胃前壁,发生穿孔后胃肠的内容物漏入腹腔而引起急性腹膜炎。十二指肠或胃后壁的溃疡深至浆膜层时已与邻近的组织或器官发生粘连,穿孔时胃肠内容物不流入腹腔,称为慢性穿孔,又称为穿透性溃疡。这种穿透性溃疡改变了腹痛规律,变得顽固而持续,疼痛常放射至背部。邻近后壁的穿孔或游离穿孔较小,只引起局限性腹膜炎时称亚急性穿孔,症状较急性穿孔轻而体征较局限,并且容易漏诊。

(三)幽门梗阻

幽门梗阻主要是由DU或幽门管溃疡引起。溃疡急性发作时可因炎症水肿和幽门部痉挛而引起暂时性梗阻,可随炎症的好转而缓解;慢性梗阻主要由于瘢痕收缩而呈持久性。幽门梗阻临床表现为餐后上腹饱胀、上腹疼痛加重,伴有恶心、呕吐,大量呕吐后症状可以改善,呕吐物含发酵酸性宿食。严重呕吐可致失水和低氯低钾性碱中毒。可发生营养不良和体重减轻。体检可见胃型和胃蠕动波,清晨空腹时检查胃内有振水声。进一步做胃镜或X线钡剂检查可确诊。

(四)癌变

少数GU可发生癌变,DU则不会。GU癌变发生于溃疡边缘,据报道癌变率在1%左右。长期慢性GU病史、年龄在45岁以上、溃疡顽固不愈者应提高警惕。对可疑癌变者,在胃镜下取多点活检做病理检查;在积极治疗后复查胃镜,直到溃疡完全愈合;必要时定期随访复查。

八、治疗

治疗的目的是消除病因、缓解症状、愈合溃疡、防止复发和防治并发症。针对病因的治疗如根除幽门螺杆菌,有可能彻底治愈溃疡病,是近年消化性溃疡治疗的一大进展。

(一)一般治疗

生活要有规律,避免过度劳累和精神紧张。注意饮食规律,戒烟、酒。服用NSAID者尽可能停用,即使未使用也要告诫患者今后慎用。

(二)药物治疗

治疗消化性溃疡的药物可分为抑制胃酸分泌的药物和保护胃黏膜的药物两

大类，主要起缓解症状和促进溃疡愈合的作用，常与根除幽门螺杆菌治疗配合使用。现就这些药物的作用机制及临床应用分别简述如下。

1.抑制胃酸药物

溃疡的愈合与抑酸治疗的强度和时间成正比。抗酸药具中和胃酸作用，可迅速缓解疼痛症状，但一般剂量难以促进溃疡愈合，故目前多作为加强止痛的辅助治疗。H_2 受体拮抗剂可抑制基础及刺激的胃酸分泌，以前一作用为主，而后一作用不如 PPI 充分。使用推荐剂量各种 H_2 受体拮抗剂溃疡愈合率相近，不良反应发生率均低。西咪替丁可通过血-脑屏障，偶有精神异常的不良反应；与雄激素受体结合而影响性功能；经肝细胞色素 P450 代谢而延长华法林、苯妥英钠、茶碱等药物的肝内代谢。雷尼替丁、法莫替丁和尼扎替丁上述不良反应较少。已证明 H_2 受体拮抗剂全日剂量于睡前顿服的疗效与 1 天 2 次分服相仿。由于该类药物价格较 PPI 便宜，临床上特别适用于根除幽门螺杆菌疗程完成后的后续治疗，及某些情况下预防溃疡复发的长程维持治疗。PPI 作用于壁细胞胃酸分泌终末步骤中的关键酶H^+,K^+-ATP酶，使其不可逆失活，因此抑酸作用比 H_2 受体拮抗剂更强且作用持久。与 H_2 受体拮抗剂相比，PPI 促进溃疡愈合的速度较快、溃疡愈合率较高，因此特别适用于难治性溃疡或 NSAID 溃疡患者不能停用 NSAID 时的治疗。对根除幽门螺杆菌治疗，PPI 与抗生素的协同作用较 H_2 受体拮抗剂好，因此是根除幽门螺杆菌治疗方案中最常用的基础药物。使用推荐剂量的各种 PPI，对消化性溃疡的疗效相仿，不良反应均少。

2.保护胃黏膜药物

硫糖铝和胶体铋目前已少用作治疗消化性溃疡的一线药物。枸橼酸铋钾(胶体次枸橼酸铋)因兼有较强抑制幽门螺杆菌作用，可作为根除幽门螺杆菌联合治疗方案的组分，但要注意此药不能长期服用，因为会过量蓄积而引起神经毒性。米索前列醇具有抑制胃酸分泌、增加胃十二指肠黏膜的黏液及碳酸氢盐分泌和增加黏膜血流等作用，主要用于 NSAID 溃疡的预防，腹泻是其常见的不良反应，因为此药会引起子宫收缩，故孕妇忌服。

(三)根除幽门螺杆菌治疗

对幽门螺杆菌感染引起的消化性溃疡，根除幽门螺杆菌不但可促进溃疡愈合，而且可预防溃疡复发，从而彻底治愈溃疡。因此，凡有幽门螺杆菌感染的消化性溃疡，无论初发或复发、活动或静止、有无并发症，均应予以根除幽门螺杆菌治疗。

1.根除幽门螺杆菌的治疗方案

已证明在人体内具有杀灭幽门螺杆菌作用的抗生素有克拉霉素、阿莫西林、甲硝唑(或替硝唑)、四环素、呋喃唑酮、某些喹诺酮类如左氧氟沙星等。PPI及胶体铋体内能抑制幽门螺杆菌,与上述抗生素有协同杀菌作用。目前尚无单一药物可有效根除幽门螺杆菌,因此必须联合用药。应选择幽门螺杆菌根除率高的治疗方案力求一次根除成功。研究证明以PPI或胶体铋为基础加上两种抗生素的三联治疗方案有较高根除率。这些方案中,以PPI为基础的方案因其所含PPI能通过抑制胃酸分泌、提高口服抗生素的抗菌活性而提高根除率,再者PPI本身具有快速缓解症状和促进溃疡愈合作用,所以是临床中最常用的方案。而又以PPI加克拉霉素再加阿莫西林或甲硝唑的方案根除率最高。幽门螺杆菌根除失败的主要原因是患者的服药依从性问题和幽门螺杆菌对治疗方案中抗生素的耐药性问题。因此,在选择治疗方案时要了解所在地区的幽门螺杆菌耐药情况,近年世界不少国家和我国一些地区幽门螺杆菌对甲硝唑和克拉霉素的耐药率在增加,应引起注意。呋喃唑酮(200 mg/d,分2次)耐药性少见、价廉,国内报道用呋喃唑酮代替克拉霉素或甲硝唑的三联疗法也可取得较高的根除率,但要注意呋喃唑酮引起的外周神经炎和溶血性贫血等不良反应。治疗失败后的再治疗比较困难,可换用另外2种抗生素(阿莫西林的原发和继发耐药均极少见,可以不换),如PPI加左氧氟沙星(500 mg/d,每天1次)和阿莫西林,或采用PPI和胶体铋合用再加四环素(1 500 mg/d,每天2次)和甲硝唑的四联疗法。

2.根除幽门螺杆菌治疗结束后的抗溃疡治疗

在根除幽门螺杆菌疗程结束后,继续给予1个常规疗程的抗溃疡治疗(如DU患者给予PPI常规剂量、每天1次、总疗程为2～4周,或H_2受体拮抗剂常规剂量、疗程为4～6周;GU患者给予PPI常规剂量、每天1次、总疗程为4～6周,或H_2受体拮抗剂常规剂量、疗程为6～8周)是最理想的。这在有并发症或溃疡面积大的患者尤为必要,但对无并发症且根除治疗结束时症状已得到完全缓解者,也可考虑停药以节省药物费用。

3.根除幽门螺杆菌治疗后复查

治疗后应常规复查幽门螺杆菌是否已被根除,复查应在根除幽门螺杆菌治疗结束至少4周后进行,且在检查前停用PPI或铋剂2周,否则会出现假阴性。可采用非侵入性的^{13}C或^{14}C尿素呼气试验,也可通过胃镜在检查溃疡是否愈合的同时取活检做尿素酶和(或)组织学检查。对未排除胃恶性溃疡或有并发症的消化性溃疡应常规进行胃镜复查。

(四)NSAID溃疡的治疗、复发预防及初始预防

对服用NSAID后出现的溃疡,若情况允许应立即停用NSAID,若病情不允许可换用对黏膜损伤少的 NSAID，如特异性 COX-2 抑制剂（如塞来昔布）。对停用 NSAID 者，可给予常规剂量、常规疗程的 H_2 受体拮抗剂或 PPI 治疗；对不能停用 NSAID 者，应选用 PPI 治疗（H_2 受体拮抗剂疗效差）。幽门螺杆菌和 NSAID 是引起溃疡的两个独立因素，因此应同时检测幽门螺杆菌，如有幽门螺杆菌感染应同时根除幽门螺杆菌。溃疡愈合后，如不能停用 NSAID，无论幽门螺杆菌阳性还是阴性都必须继续 PPI 或米索前列醇长程维持治疗以预防溃疡复发。对初始使用 NSAID 的患者是否应常规给药预防溃疡的发生仍有争论。已明确的是，对于发生 NSAID 溃疡并发症的高危患者，如既往有溃疡病史、高龄、同时应用抗凝血药（包括低剂量的阿司匹林）或糖皮质激素者，应常规予抗溃疡药物预防，目前认为 PPI 或米索前列醇预防效果较好。

（五）溃疡复发的预防

有效根除幽门螺杆菌及彻底停服 NSAID，可消除消化性溃疡的两大常见病因，因而能大大减少溃疡复发。对溃疡复发同时伴有幽门螺杆菌感染复发（再感染或复燃）者，可予根除幽门螺杆菌再治疗。下列情况则需用长程维持治疗来预防溃疡复发：①不能停用 NSAID 的溃疡患者，无论幽门螺杆菌阳性还是阴性（如前述）；②幽门螺杆菌相关溃疡，幽门螺杆菌感染未能被根除；③幽门螺杆菌阴性的溃疡（非幽门螺杆菌、NSAID 溃疡）；④幽门螺杆菌相关溃疡，幽门螺杆菌虽已被根除，但曾有严重并发症的高龄或有严重伴随病患者。长程维持治疗一般以 H_2 受体拮抗剂或 PPI 常规剂量的半量维持，而 NSAID 溃疡复发的预防多用 PPI 或米索前列醇，已如前述。

（六）外科手术指征

由于内科治疗的进展，目前外科手术主要限于少数有并发症者，包括以下几种：①大量出血经内科治疗无效；②急性穿孔；③瘢痕性幽门梗阻；④胃溃疡癌变；⑤严格内科治疗无效的顽固性溃疡。

九、预后

由于内科有效治疗的发展，预后远较过去为佳，病死率显著下降。死亡主要见于高龄患者，死亡的主要原因是并发症，特别是大出血和急性穿孔。

第三节 溃疡性结肠炎

一、病因和发病机制

(一)病因

溃疡性结肠炎的病因尚不十分明确,可能与基因因素、心理因素、自身免疫因素、感染因素等有关。

(二)发病机制

肠道菌群失调后,一些肠道有害菌(或致病菌)分泌的毒素、脂多糖等激活了肠黏膜免疫和肠道产酪酸菌减少,引起易感患者肠免疫功能紊乱造成的肠黏膜损伤。

二、临床表现

(一)临床症状

本病多数发病缓慢,偶有急性发作者,病程多呈迁延发作与缓解期交替发作。

1.消化系统表现

腹泻、腹痛和便血为最常见症状。初期症状较轻,粪便表面有黏液,之后大便次数增多,粪中常混有脓血和黏液,可呈糊状软便。重者出现腹胀、食欲缺乏、恶心、呕吐,体检可发现左下腹压痛,可有腹肌紧张、反跳痛等。

2.全身表现

全身表现可有发热、贫血、消瘦和低蛋白血症、精神焦虑等。急性暴发型重症患者出现发热,水、电解质失衡,维生素和蛋白质从肠道丢失,贫血,体重下降等。

3.肠外表现

肠外表现可为关节炎、结节性红斑、口腔黏膜复发性溃疡、巩膜外层炎、前葡萄膜炎等。这些肠外表现在结肠炎控制或结肠切除后可以缓解和恢复;强直性脊柱炎、原发性硬化性胆管炎及少见的淀粉样变性等可与溃疡性结肠炎共存,但与溃疡性结肠炎本身的病情变化无关。

(二)体征

轻型患者除左下腹有轻压痛外,无其他阳性体征。重症和暴发型患者,可有明显鼓肠、腹肌紧张、腹部压痛和反跳痛。有些患者可触及痉挛或肠壁增厚的乙状结肠和降结肠,肠鸣音亢进,肝脏可因脂肪浸润或并发慢性肝炎而肿大。直肠指检常有触痛,肛门括约肌常痉挛,但在急性中毒症状较重的患者可有松弛,指套染血。

(三)并发症

并发症主要包括中毒性巨结肠、大出血、穿孔、癌变等。

三、诊断要点

(一)症状

有持续或反复发作的腹痛、腹泻,排黏液血便,伴里急后重,重者伴有恶心、呕吐等症状,病程多在4周以上,可有关节、皮肤、眼、口及肝胆等肠外表现。需再根据全身表现来综合判断。

(二)体征

轻型患者常有左下腹或全腹压痛伴肠鸣音亢进。重型和暴发型患者可有腹肌紧张、反跳痛,或可触及痉挛或肠壁增厚的乙状结肠和降结肠。直肠指检常有压痛。

(三)实验室检查

血常规示小细胞性贫血,中性粒细胞比例增高。红细胞沉降率增快。血清蛋白含量降低,球蛋白含量升高。严重者可出现电解质紊乱,低血钾。大便外观有黏液脓血,镜下见红细胞、白细胞及脓细胞。

(四)放射学钡剂检查

急性期一般不宜做钡剂检查。特别注意的是重度溃疡性结肠炎在做钡灌肠时,有诱发肠扩张与穿孔的可能性。钡灌肠对本病的诊断和鉴别诊断有重要价值。尤其是对克罗恩病、结肠恶变有意义。临床静止期可做钡灌肠检查,以判断近端结肠病变,排除克罗恩病者宜再做全消化道钡餐检查。钡灌肠检查可见黏膜粗糙水肿、多发性细小充盈缺损、肠管短缩、袋囊变浅或消失呈铅管状等。

(五)内镜检查

临床上多数病变在直肠和乙状结肠,采用乙状结肠镜检查很有价值,对于慢性或疑为全结肠患者,宜行纤维结肠镜检查。内镜检查有确诊价值,通过直视下反复观察结肠的肉眼变化及组织学改变,既能了解炎症的性质和动态变化,又可早期发现恶变前病变，能在镜下准确地采集病变组织和分泌物以利排除特异性肠道感染性疾病。检查可见病变，病变多从直肠开始呈连续性、弥漫性分布，黏膜血管纹理模糊、紊乱或消失、充血、水肿、质脆、出血、脓性分泌物附着，也常见黏膜粗糙，呈细颗粒状等炎症表现。病变明显处可见弥漫性、多发性糜烂或溃疡。重者有多发性糜烂或溃疡，缓解期患者结肠袋囊变浅或消失，可有假息肉或桥形黏膜等。肠镜图片见图 2-1、图 2-2。

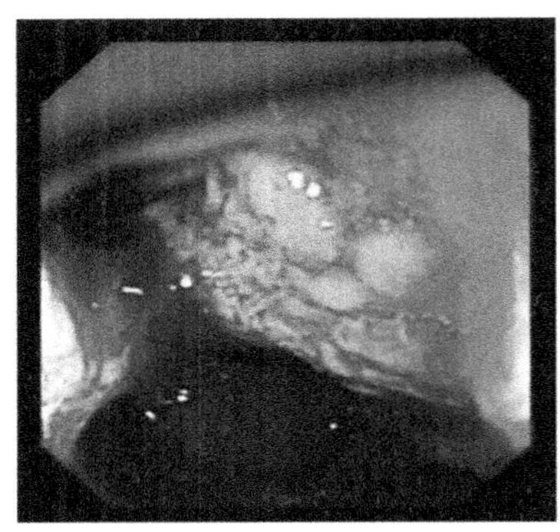

图 2-1 溃疡性结肠炎肠镜所见

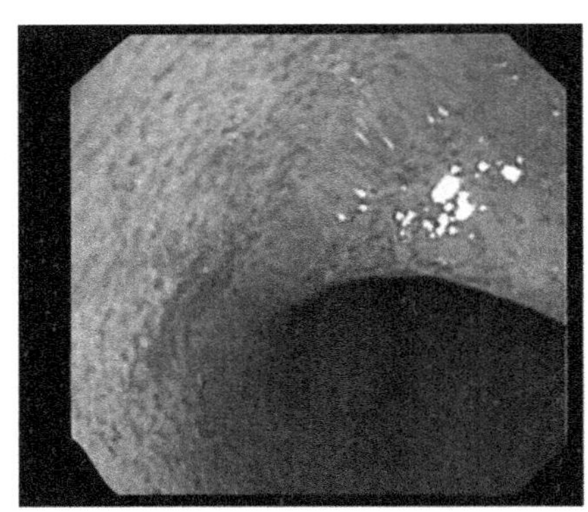

图 2-2 溃疡性结肠炎肠镜所见

(六)黏膜活检和手术取标本

1.黏膜组织学检查

本病活动期和缓解期有不同表现。

(1)活动期表现：①固有膜内有弥漫性慢性炎性细胞、中性粒细胞、嗜酸性粒细胞浸润。②隐窝有急性炎性细胞浸润，尤其是上皮细胞间有中性粒细胞浸润及隐窝炎，甚至形成隐窝脓肿，脓肿可溃入固有膜。③隐窝上皮增生，杯状细胞减少。④可见黏膜表层糜烂、溃疡形成和肉芽组织增生。

(2)缓解期表现：①中性粒细胞消失，慢性炎性细胞数量减少。②隐窝大小、形态不规则，排列紊乱。③腺上皮与黏膜肌层间隙增宽。④潘氏细胞化生。

2.手术切除标本病理检查

手术切除标本病理检查可根据黏膜组织学特点进行。

(七)诊断方法

在排除细菌性痢疾、阿米巴痢疾、慢性血吸虫病、肠结核等感染性结肠炎及结肠克罗恩病、缺血性结肠炎、放射性结肠炎等疾病基础上，具体诊断方法如下。

(1)具有临床表现、肠镜检查表现及放射学钡剂检查表现三者之一者可拟诊。

(2)如果加上黏膜活检或手术取标本做病理者可确诊。

(3)初发病例、临床表现和结肠镜改变均不典型者,暂不诊断为溃疡性结肠炎,但须随访3～6个月,观察发作情况。

(4)结肠镜检查发现的轻度慢性直、乙状结肠炎不能与溃疡性结肠炎等同,应观察病情变化,认真寻找病因。

四、治疗原则

溃疡性结肠炎的治疗应掌握好分级、分期、分段治疗的原则。分级指按疾病的严重度,采用不同药物和不同治疗方法;分期指疾病分为活动期和缓解期,活动期以控制炎症及缓解症状为主要目标,缓解期应继续维持缓解,预防复发;分段治疗指确定病变范围以选择不同给药方法,远段结肠炎可采用局部治疗,广泛性结肠炎或有肠外症状者则以系统性治疗为主。溃疡性直肠炎的治疗原则和方法与远段结肠炎相同,局部治疗更为重要,优于口服用药。

(一)一般治疗

休息,进食柔软、易消化、富含营养的食物,补充多种维生素。贫血严重者可输血,腹泻严重者应补液,纠正电解质紊乱。

(二)药物治疗

1.活动期的治疗

(1)轻度溃疡性结肠炎:可选用柳氮磺吡啶制剂,每天3～4 g,分次口服;或用相当剂量的5-氨基水杨酸制剂。病变分布于远端结肠者可酌用柳氮磺吡啶栓剂0.5～1.0 g,2次/天。氢化可的松琥珀酸钠盐100～200 mg保留灌肠,每晚1次。也可用中药保留灌肠治疗。

(2)中度溃疡性结肠炎:可用上述剂量水杨酸类制剂治疗,疗效不佳者,适当加量或改口服类固醇皮质激素,常用泼尼松30～40 mg/d,分次口服。

(3)重度溃疡性结肠炎:①如患者尚未用过口服类固醇激素,可用口服泼尼松龙40～60 mg/d,观察7～10天。也可直接静脉给药。已使用者应静脉滴注氢化可的松300 mg/d或甲泼尼龙48 mg/d。②肠外应用广谱抗生素控制肠道继发感染,如氨苄西林、硝基咪唑及喹诺酮类制剂。③应嘱患者卧床休息,适当补液、补充电解质,防止电解质紊乱。便血量大者应考虑输血。营养不良病情较重者给予要素饮食,必要时可给予肠外营养。④静脉类固醇激素使用10天后无效者可考虑应用环孢素静脉滴注,每天2～4 mg/kg。应注意监测血药浓度。⑤慎用解痉剂及止泻剂,避免诱发中毒性巨结肠。如上述药物治疗效果不佳,应及时予内外科会诊，确定结肠切除手术的时机与方式。

综上，对于各类型溃疡性结肠炎的药物治疗方案可以总结见表 2-1。

表 2-1　各类型溃疡性结肠炎药物治疗方案

类型	药物治疗方案
轻度溃疡性结肠炎	柳氮磺吡啶片 1.0 g，口服，1 次/天或相当 5-氨基水杨酸
中度溃疡性结肠炎	柳氮磺吡啶片 1.0 g，口服，1 次/天或相当 5-氨基水杨酸醋酸泼尼松片 10 mg，口服，2 次/天
重度溃疡性结肠炎	甲泼尼龙 48 mg/d(或者氢化可的松 300 mg/d)静脉滴注广谱抗生素(喹诺酮或头孢类＋硝基咪唑类)

2.缓解期的治疗

症状缓解后，维持治疗的时间至少 1 年，一般认为类固醇类无维持治疗效果，在症状缓解后逐渐减量，应尽可能过渡到用柳氮磺吡啶维持治疗。维持治疗剂量一般为每天 1.0～3.0 g 口服，也可用相当剂量的 5-氨基水杨酸类药物。6-巯基嘌呤或巯唑嘌呤等用于对上述药物不能维持或对类固醇激素依赖者。

3.手术治疗

大出血、穿孔、明确的或高度怀疑癌变者；重度溃疡性结肠炎伴中毒性巨结肠，静脉用药无效者；内科治疗症状顽固、体能下降、对类固醇类药物耐药或依赖者应考虑手术治疗。

第三章 心内科疾病

第一节 稳定型心绞痛

稳定型心绞痛是由于劳力引起心肌耗氧量增加，而病变的冠状动脉不能及时调整和增加血流量，进而引起可逆性心肌缺血，但不引起心肌坏死。这是由于心肌供氧与耗氧之间暂时失去平衡而发生心肌缺血的临床症状，是在一定条件下冠状动脉所供应的血液和氧不能满足心肌需要的结果。本病多见于男性，多数患者年龄在 40 岁以上，常合并有高血压、吸烟、糖尿病、脂质代谢异常等心血管疾病危险因子。本病大多数为冠状动脉粥样硬化导致血管狭窄引起，还可由主动脉瓣病变、梅毒性主动脉炎、肥厚型心肌病、先天性冠状动脉畸形、风湿性冠状动脉炎、心肌桥等引起。

一、发病机制

心肌内没有躯体神经分布，因此机械性刺激并不引起疼痛。心肌缺血时产生痛觉的机制仍不明确。当冠状动脉的供氧与心肌的氧耗之间发生矛盾时，心肌急剧的、暂时的缺血缺氧，导致心肌的代谢产物(如乳酸、丙酮酸、磷酸等酸性物质)以及一些类似激肽的多肽类物质在心肌内大量积聚，刺激心脏内自主神经传入纤维末梢，经 1～5 胸交感神经节和相应的脊髓段，传至大脑，产生疼痛感觉。因此，与心脏自主神经传入处于相同水平的脊髓段的脊神经所分布的区域，如胸骨后、胸骨下段、上腹部、左肩、左上肢内侧等部位可以出现痛觉，这就是牵涉痛产生的可能原因。由于心绞痛并非躯体神经传入，所以常不是锐痛，不能准确定位。

心肌产生能量的过程需要大量的氧供，心肌耗氧量的增加是引起稳定型心绞痛发作的主要原因之一。心肌耗氧量由心肌张力、心肌收缩强度和心率所决定,常用心率与收缩压的乘积作为评估心肌耗氧程度的指标。在正常情况下,冠状循环有强大的储备力量,在剧烈运动时,其血流量可增加到静息时的6～7倍,在缺氧状况下,正常的冠状动脉可以扩张,也能使血流量增加4～5倍。动脉粥样硬化导致冠状动脉狭窄或部分分支闭塞时,冠状动脉对应激状态下血流的调节能力明显减弱。对于稳定型心绞痛患者,虽然冠状动脉狭窄,心肌的血液供应减少,但在静息状态下,仍然可以满足心脏的需要,所以安静时患者无症状;当心脏负荷突然增加,如劳力、激动、寒冷刺激、饱食等,使心肌张力增加(心腔容积增加、心室舒张末期压力增高)、心肌收缩力增加(收缩压增高、心室压力曲线最大压力随时间变化率增加)或心率增快,均可引起心肌耗氧量增加,引起心绞痛的发作。

在其他情况下(如严重贫血、肥厚型心肌病、主动脉瓣狭窄/关闭不全等)由于血液携带氧的能力下降,或心肌肥厚导致心肌氧耗增加,或心排血量过少/舒张压过低,均可以造成心肌氧供和氧耗之间的失平衡,心肌血液供给不足,遂引起心绞痛发作。在多数情况下,稳定型心绞痛常在同样的心肌耗氧量的情况下发生,即患者每次均在某一固定运动强度的诱发下发生症状,症状的出现很具有规律性。当发作的规律性在短期内发生显著变化时(如诱发症状的运动强度明显减低),常提示患者出现了不稳定型心绞痛。

二、病理和病理生理

一般来说,至少1支冠状动脉狭窄程度>70%才会导致心肌缺血。

(一)心肌缺血、缺氧时的代谢与生化改变

在正常情况下,心肌主要通过脂肪氧化的途径获得能量,供能的效率比较高。但相对于对糖的利用供能来说,对脂肪的利用需要消耗更多的氧。

1.心肌的缺氧代谢及其对能量产生和心肌收缩力的影响

缺血缺氧引起心肌代谢的异常改变。心肌在缺氧状态下无法进行正常的有氧代谢,从三磷酸腺苷或肌酸磷酸产生的高能磷酸键减少,导致依赖能源的心肌收缩和膜内外离子平衡发生障碍。缺血时由于乳酸和丙酮酸不能进入三羧酸循环进行氧化,无氧糖酵解增强,乳酸在心肌内堆积,冠状静脉窦乳酸含量增高。由于无氧酵解供能效率较低,而且乳酸的堆积限制了无氧糖酵解的进行,心肌能量产生障碍及乳酸积聚引起心肌内的乳酸性酸中毒,均可导致心肌收缩功能的下降。

2.心肌细胞离子转运的改变对心肌收缩及舒张功能的影响

正常心肌细胞受激动而除极时,细胞内钙离子浓度增高,钙离子与原肌凝蛋

白上的肌钙蛋白 C结合后，解除了肌钙蛋白Ⅰ的抑制作用，促使肌动蛋白和肌浆球蛋白合成肌动球蛋白，引起心肌收缩。当心肌细胞缺氧时，细胞膜对钠离子的渗透性异常增高，细胞内钠离子增多及细胞内的酸中毒，使肌浆网内的钙离子流出障碍，细胞内钙离子浓度降低并妨碍钙离子与肌钙蛋白的结合，使心肌收缩功能发生障碍。缺氧也使心肌松弛发生障碍，可能是因为心肌高能磷酸键的储备降低，导致细胞膜上钠-钙离子交换系统功能的障碍及肌浆网钙泵对钙离子的主动摄取减少。因此，钙离子与肌钙蛋白的解离缓慢，心肌舒张功能下降，左心室顺应性减低，心室充盈的阻力增加。

3.心肌缺氧对心肌电生理的影响

肌细胞受缺血性损伤时，钠离子在细胞内积聚而钾离子向细胞外漏出，使细胞膜在静止期处于部分除极化状态，当心肌细胞激动时，由于除极不完全，产生损伤电流。在心电图上表现为 ST 段的偏移。由于心腔内的压力，在冠状动脉血供不足的情况下，心内膜下的心肌更容易发生急性缺血。受急性缺血性损伤的心内膜下心肌，其静息电位较外层为高(部分除极化状态)，而在心肌除极后其电位则较外层为低(除极不完全)。因此，在左心室表面记录的心电图上出现 ST 段的压低。当心肌缺血发作时主要累及心外膜下心肌，心电图可以表现为 ST 段抬高。

(二)左心室功能及血流动力学改变

缺血部位心室壁的收缩功能，在心肌缺血发生时明显减弱甚至暂时完全丧失，而正常心肌区域代偿性收缩增强，可以表现为缺血部位收缩期膨出。但存在大面积的心肌缺血时，可影响整个左心室的收缩功能，心室舒张功能受损，充盈阻力增加。对于稳定型心绞痛患者，各种心肌代谢和功能障碍是暂时、可逆性的，心绞痛发作时患者自动停止活动，使缺血部位心肌的血液供应恢复平衡，从而缓解症状。

三、临床表现

稳定型心绞痛通常均为劳力性心绞痛，其发作性质通常在 3 个月内并无改变。即每天和每周的疼痛发作次数大致相同，诱发疼痛的劳力和情绪激动程度相同，每次发作疼痛的性质和部位无改变，使用硝酸甘油后，也在相同时间内发生疗效。

(一)症状

稳定型心绞痛的发作具有其较为特征性的临床表现，对临床的冠心病诊断具有重要价值，可以通过仔细的病史询问获得这些有价值的信息。心绞痛以发作性胸痛为主要临床表现，疼痛的特点有以下几点。

1.性质

心绞痛发作时，患者常无明显的疼痛，表现为压迫、发闷或紧缩感，也可有烧灼感，但不尖锐，非针刺样或刀割样痛，偶伴濒死、恐惧感。发作时，患者往往不自觉地停止活动，直至症状缓解。

2.部位

疼痛主要位于心前区、胸骨体上段或胸骨后，界限不清楚，约有手掌大小。常放射至左肩、左上肢内侧达无名指和小指、颈、咽或下颌部，也可以放射至上腹部甚至下腹部。

3.诱因

心绞痛常由体力劳动或情绪激动(如愤怒、焦急、过度兴奋等)、饱食、寒冷、吸烟、心动过速等诱发。疼痛发生于劳力或激动的当时，而不是在劳累以后。典型的稳定型心绞痛常在类似的活动强度下发生。早晨和上午是心肌缺血的好发时段，可能与患者体内神经体液因素在此阶段的激活有关。

4.持续时间和缓解因素

心绞痛出现后常逐步加重，在患者停止活动后 3～5 分钟逐渐消失。舌下含服硝酸甘油能使症状在3 分钟内缓解。如果患者在含服硝酸甘油后 10 分钟内无法缓解症状，则认为硝酸甘油无效。

5.发作频率

稳定型心绞痛可数天或数星期发作 1 次，也可 1 天内发作多次。一般来说，发作频率固定，如短时间内发作频率较以前明显增加，应该考虑不稳定型心绞痛(恶化劳力型)。

(二)体征

稳定型心绞痛患者在心绞痛发作时常见心率增快、血压升高。通常无其他特殊发现，但仔细的体格检查可以明确患者存在的心血管病危险因素。体格检查对鉴别诊断有很大的意义，例如，在胸骨左缘闻及粗糙的收缩期杂音应考虑主动脉瓣狭窄或肥厚梗阻型心肌病的可能。在胸痛发作期间，体格检查可能发现乳头肌缺血和功能失调引起的二尖瓣关闭不全的收缩期杂音；心肌缺血发作时可能出现左心室功能障碍，有时听诊可闻及第四或第三心音奔马律、第二心音逆分裂或出现交替脉。

四、辅助检查

(一)心电图检查

心电图是发现心肌缺血、诊断心绞痛最常用、最便宜的检查方法。

1.静息心电图检查

稳定型心绞痛患者的静息心电图多数是正常的，所以正常情况下静息心电图并不能除外冠心病。一些患者可以存在ST-T改变，包括ST段压低(水平型或下斜型)，T波低平或倒置，可伴有或不伴有陈旧性心肌梗死的表现。单纯、持续的ST-T改变对心绞痛并无显著的诊断价值，可以见于高血压、心室肥厚、束支传导阻滞、糖尿病、心肌病变、电解质紊乱、抗心律失常药物或化疗药物治疗、吸烟、心脏神经官能症患者。因此，单纯根据静息心电图诊断心肌缺血很不可靠。虽然冠心病患者可以出现静息心电图ST-T异常，并可能与冠状动脉病变的严重程度相关，但绝对不能仅根据心电图存在ST-T的异常诊断冠心病。

心绞痛发作时特征性的心电图异常是ST-T较发作前发生明显改变，在发作以后恢复至发作前水平。由于心绞痛发作时心内膜下心肌缺血常见，心电图改变多表现为ST段压低(水平型或下斜型)0.1 mV以上，T波低平或倒置，ST段改变往往比T波改变更具特异性；少数患者在发作时，原来低平、倒置的T波变为直立(假性正常化)，也支持心肌缺血的诊断。虽然T波改变对心肌缺血诊断的特异性不如ST段改变，但如果发作时的心电图与发作之前比较有明显差别，发作后恢复，也具有一定的诊断意义。部分稳定型心绞痛患者可以表现为心脏传导系统功能异常，最常见的是左束支传导阻滞和左前分支传导阻滞。此外，心绞痛发作时还可以出现各种心律失常。

2.心电图负荷试验

心电图负荷试验是对疑有冠心病的患者，通过给心脏增加负荷(运动或药物)而激发心肌缺血来诊断冠心病。运动试验的阳性标准为运动中出现典型心绞痛，运动中或运动后出现ST段水平或下斜型下降≥1 mm(J点后60～80 ms)，或运动中出现血压下降。

心电图负荷试验检查的指征：临床上怀疑冠心病，为进一步明确诊断；对稳定型心绞痛患者进行危险分层；冠状动脉搭桥及心脏介入治疗前后的评价；陈旧性心肌梗死患者对非梗死部位心肌缺血的监测。禁忌证包括急性心肌梗死；高危的不稳定型心绞痛；急性心肌、心包炎；严重高血压[收缩压≥26.7 kPa(200 mmHg)和(或)舒张压≥14.7 kPa(110 mmHg)]；心功能不全；严重主动脉瓣狭窄;肥厚型梗阻性心肌病;静息状态下有严重心律失常;主动脉夹层。负荷试验终止的指标为 ST-T 降低或抬高≥0.2 mV;心绞痛发作;收缩压超过 29.3 kPa(220 mmHg);血压较负荷前下降;室性心律失常(多源性、连续 3 个室性期前收缩和持续性室性心动过速)。

通常,运动负荷心电图的敏感性可达到约 70%,特异性为 70%~90%。有典型心绞痛表现并且负荷心电图阳性,诊断冠心病的准确率为 95%以上。运动负荷试验为最常用的方法,运动方式主要为分级踏板或蹬车,其运动强度可逐步分期升级。目前,通常是以达到按年龄预计的最大心率或 85%~90%的最大心率为目标心率,前者为极量运动试验,后者为次极量运动试验。运动中应持续监测心电图、血压的改变并记录,运动终止后即刻和此后每 2 分钟均应重复心电图记录,直至心率恢复至运动前水平。

Duke 活动平板评分是可以用来进行危险分层的指标。

Duke 评分=运动时间(min)-5×ST 段下降(mm)-(4×心绞痛指数)。

心绞痛指数如下。①0:运动中无心绞痛;②1:运动中有心绞痛;③2:因心绞痛需终止运动试验。

Duke 评分≥5 分低危,1 年病死率为 0.25%;-10~+4 分中危,1 年病死率为1.25%;≤-11 高危,1 年病死率为 5.25%。Duke 评分系统适用于 75 岁以下的冠心病患者。

3.心电图连续监测(动态心电图)

连续记录 24 小时的心电图,可从中发现心电图 ST-T 改变和各种心律失常,通过将 ST-T 改变出现的时间与患者症状的对照分析,从而确定患者症状与心电图改变的意义。心电图中显示缺血性 ST-T 改变而当时并无心绞痛发作者称为无痛性心肌缺血,诊断无痛性心肌缺血时,ST 段呈水平或下斜型压低≥0.1 mV,并持续 1 分钟以上。进行 12 导联的动态心电图监测对心肌缺血的诊断价值较大。

(二)超声心动图检查

稳定型心绞痛患者的静息超声心动图检查大部分无异常表现,但在心绞痛发作时,如果同时进行超声心动图检查,可以发现节段性室壁运动异常,并可以出现一过性心室收缩与舒张功能障碍的表现。超声心动图负荷试验是诊断冠心病的手段之一,可以帮助识别心肌缺血的范围和程度,敏感性和特异性均高于心电图负荷试验。超声心动图负荷试验按负荷的性质可分为药物负荷试验(常用多巴酚丁胺)、运动负荷试验、心房调搏负荷试验及冷加压负荷试验。根据负荷后室壁的运动情况，可将室壁运动异常分为运动减弱、运动消失、矛盾运动及室壁瘤。

（三）放射性核素检查

^{201}Tl-静息和负荷心肌灌注显像：^{201}Tl（铊）随冠状动脉血流很快被正常心肌所摄取。静息时铊显像所示灌注缺损主要见于心肌梗死后瘢痕部位；而负荷心肌灌注显像可以在运动诱发心肌缺血时，显示出冠状动脉供血不足导致的灌注缺损。不能运动的患者可做双嘧达莫试验，即静脉注射双嘧达莫使正常或较正常的冠状动脉扩张，引起"冠状动脉窃血"，产生狭窄血管供应的局部心肌缺血，可取得与运动试验相似的效果。近年，还用腺苷或多巴酚丁胺做药物负荷试验。用^{99m}Tc-MIBI 做心肌显像取得良好效果，并已推广，它在心肌内的分布随时间变化相对固定，无明显再分布，显像检查可在数小时内进行。

（四）多层 CT 或电子束 CT 平扫

多层 CT 或电子束 CT 平扫可检出冠状动脉钙化并进行积分。人群研究显示钙化与冠状动脉病变的高危人群相联系，但钙化程度与冠状动脉狭窄程度却并不一致。因此，不推荐将钙化积分常规用于心绞痛患者的诊断。

冠状动脉 CT 造影为显示冠状动脉病变及形态的无创检查方法，具有较高的阴性预测价值，若冠状动脉 CT 造影未见狭窄病变，一般无须进行有创检查。但冠状动脉 CT 造影对狭窄部位病变程度的判断仍有一定局限性，特别当存在明显的钙化病变时，会显著影响狭窄程度的判断，而冠状动脉钙化在冠心病患者中相当普遍。因此，冠状动脉 CT 造影对冠状动脉狭窄程度的显示仅能作为参考。

（五）左心导管检查

左心导管检查主要包括冠状动脉造影术和左心室造影术，是有创性检查方法，前者目前仍然是诊断冠心病的金标准。左心导管检查通常采用穿刺股动脉（Judkins 技术）、肱动脉（Sones 技术）或桡动脉的方法。选择性冠状动脉造影将导管插入左、右冠状动脉口，注射造影剂使冠状动脉主支及其分支显影，可以较准确地反映冠状动脉狭窄的程度和部位。左心室造影术是将导管送入左心室，用高压注射器将造影剂以12～15 mL/s的速度注入左心室以评价左心室整体收缩功能及局部室壁运动状况。心导管检查的风险与疾病的严重程度及术者经验直接相关，并发症发生率大约为 0.1%。根据冠状动脉的灌注范围，将冠状动脉分为左冠状动脉优势型、右冠状动脉优势型和均衡型。优势型是指哪一支冠状动脉供应左心室间隔和左心室后壁；85%为右冠状动脉优势型，7%为右冠状动脉和左冠状动脉的回旋支共同支配，即均衡型，8%为左冠状动脉优势型。

五、危险分层

通过危险分层，定义出发生冠心病事件的高危患者，对采取个体化治疗、改善长期预后具有重要意义。根据以下各个方面对稳定型心绞痛患者进行危险分层。

（一）临床评估

患者病史、症状、体格检查及实验室检查可为预后提供重要信息。冠状动脉病变严重者、有外周血管疾病者和心力衰竭者预后不良。心电图有陈旧性心肌梗死、完全性左束支传导阻滞、左心室肥厚、二至三度房室传导阻滞、心房颤动、分支阻滞者，发生心血管事件的危险性也增高。

（二）负荷试验

Duke 活动平板评分可以用来进行危险分层。此外，运动早期出现阳性（ST 段压低＞1 mm）、试验过程中 ST 段压低＞2 mm、出现严重室律失常时，预示患者高危。超声心动图负荷试验有很好的阴性预测价值，年死亡或心肌梗死发生率＜0.5%。而静息时室壁运动异常、运动引发更严重的室壁运动异常者高危。

核素检查显示运动时心肌灌注正常则预后良好，年心脏性猝死、心肌梗死的发生率＜1%，与正常人群相似。运动灌注明显异常提示有严重的冠状动脉病变，预示患者高危，应动员患者行冠状动脉造影及血运重建治疗。

（三）左心室收缩功能

左心室射血分数＜35%的患者年病死率＞3%。男性稳定型心绞痛伴心功能不全者 5 年存活率仅为 58%。

（四）冠状动脉造影

冠状动脉造影显示的病变部位和范围决定患者预后。CASS 注册登记资料显示正常冠状动脉 12 年的存活率为 91%，单支病变的存活率为 74%，双支病变的存活率为 59%，三支病变的存活率为 50%，左主干病变预后不良，左前降支近端病变也能降低存活率，但血运重建可以降低病死率。

六、诊断和鉴别诊断

（一）诊断

根据典型的发作特点，结合年龄和存在的其他冠心病危险因素，除外其他疾病所致的胸痛，即可建立诊断。发作时典型的心电图改变为以 R 波为主的导联中，ST 段压低，T 波平坦或倒置，发作过后数分钟内逐渐恢复。心电图无改变的患者可考虑做心电图负荷试验。发作不典型者，诊断要依靠观察硝酸甘油的疗效和发作时心电图的变化，如仍不能确诊，可以考虑做心电图负荷试验或 24 小时的动态心电图连续监测。诊断困难者可考虑行超声心动图负荷试验、放射性核素检查和冠状动脉 CT 造影。考虑介入治疗或外科手术者必须行选择性冠状动脉造影。在有冠状动脉 CT 造影设备的医院，单纯进行冠心病的诊断已经很少使用选择性冠状动脉造影检查。

(二)鉴别诊断

稳定型心绞痛尤其需要与以下疾病进行鉴别。

1.心脏神经症

患者胸痛常为短暂(几秒钟)的刺痛或持久(几小时)的隐痛，胸痛部位多在左胸乳房下心尖部附近，部位常不固定。症状多在劳力之后出现，而不在劳力的当时发生。患者的症状多在安静时出现，体力活动或注意力转移后症状反而缓解，常可以耐受较重的体力活动而不出现症状。含服硝酸甘油无效或在十多分钟后才“见效”，常伴有心悸、疲乏及其他神经衰弱的症状，常喜欢叹息性呼吸。

2.不稳定型心绞痛和急性心肌梗死不稳定型心绞痛

不稳定型心绞痛和急性心肌梗死不稳定型心绞痛包括初发型心绞痛、恶化劳力型心绞痛、静息型心绞痛等。通常疼痛发作较频繁、持续时间延长、对药物治疗反应差，常伴随出汗、恶心呕吐、濒死感等症状。

3.肋间神经痛

本病疼痛常累及 1～2 个肋间，沿肋间神经走向，疼痛性质为刺痛或灼痛，为持续性而非发作性，咳嗽、用力呼吸和身体转动可使疼痛加剧，局部有压痛。

4.其他疾病

其他疾病包括主动脉严重狭窄或关闭不全、冠状动脉炎引起的冠状动脉口狭窄或闭塞、肥厚型心肌病、X 综合征等均可引起心绞痛，要根据其他临床表现来鉴别。此外，还需与胃食管反流、食管动力障碍、食管裂孔疝等食管疾病，以及消化性溃疡、颈椎病等鉴别。

七、治疗

治疗有 2 个主要目的，一是预防心肌梗死和猝死，改善预后；二是减轻症状，提高生活质量。

(一)一般治疗

症状出现时立刻休息,在停止活动后3～5分钟症状即可消除。应尽量避免各种确知的诱发因素,如过度的体力活动、情绪激动、饱餐等,冬天注意保暖。调节饮食,特别是一次进食不宜过饱,避免油腻饮食,禁绝烟酒。调整日常生活与工作量;减轻精神负担;同时治疗贫血、甲状腺功能亢进等相关疾病。

(二)药物治疗

药物治疗的目的是预防心肌梗死和猝死,改善生存率;减轻症状和缺血发作,改善生活质量。在选择治疗药物时,应首先考虑预防心肌梗死和死亡。此外,还应积极处理心血管病危险因素。

1.预防心肌梗死和死亡的药物治疗

(1)抗血小板治疗:冠状动脉内血栓形成是急性冠心病事件发生的主要特点,而血小板的激活和白色血栓的形成,对于冠状动脉内血栓的最早期形式。因此,对于冠心病患者,抑制血小板功能对于预防事件、降低心血管死亡具有重要意义。

阿司匹林:通过抑制血小板环氧化酶从而抑制血栓素 A_2 诱导的血小板聚集,防止血栓形成。研究表明,使用阿司匹林治疗能使稳定型心绞痛患者心血管不良事件的相对危险性降低33%,在所有缺血性心脏病的患者,无论有无症状,只要没有禁忌证,应常规、终身服用阿司匹林75～150 mg/d。阿司匹林不良反应主要是胃肠道症状,并与剂量有关。阿司匹林引起消化道出血的年发生率为1%～2%,其禁忌证包括变态反应、严重未经治疗的高血压、活动性消化性溃疡、局部出血和出血体质。因胃肠道症状不能耐受阿司匹林的患者,在使用氯吡格雷代替阿司匹林的同时,还应使用质子泵抑制剂(如奥美拉唑)。

二磷酸腺苷(ADP)受体拮抗剂:通过ADP受体抑制血小板内 Ca^{2+} 活性,从而发挥抗血小板的作用,主要抑制ADP诱导的血小板聚集。常用药物包括氯吡格雷和噻氯匹定,氯吡格雷的应用剂量为75 mg,每天1次;噻氯匹定的应用剂量为250 mg,1～2次/天。由于噻氯匹定可以引起白细胞计数、中性粒细胞和血小板计数减少,要定期做血常规检查,目前已经很少使用。在使用阿司匹林有禁忌证时可口服氯吡格雷。在稳定型心绞痛患者,目前尚无足够证据推荐联合使用阿司匹林和氯吡格雷。

(2)β肾上腺素能受体阻滞剂(β受体阻滞剂):β受体阻滞剂对冠心病病死率影响的荟萃分析显示,心肌梗死后患者长期接受β受体阻滞剂治疗,可以使病死率降低 24%。而具有内在拟交感活性的β受体阻滞剂保护心脏的作用较差,故推荐使用无内在拟交感活性的β受体阻滞剂(如美托洛尔、比索洛尔、阿罗洛尔、普萘洛尔等)。β受体阻滞剂的使用剂量应个体化,从较小剂量开始,逐级增加剂量,以达到缓解症状、改善预后的目的。在使用β受体阻滞剂治疗的过程中,以清醒时静息心率不低于50 次/分为宜。

β受体阻滞剂长期应用可以显著降低冠心病患者心血管事件的患病率和病死率,为冠心病二级预防的首选药物,应终身服用。如果必须停药,应逐步减量,突然停用可能引起症状反跳,甚至诱发急性心肌梗死。对慢性阻塞性肺部/支气管哮喘、心力衰竭、外周血管病患者,应谨慎使用β受体阻滞剂,对显著心动过缓(用药前清醒时心率<50 次/分)或高度房室传导阻滞者不用为宜。

(3)他汀类药物:他汀类药物通过抑制胆固醇合成,在治疗冠状动脉粥样硬化中起重要作用,大量临床研究和荟萃分析均证实,降低胆固醇(主要是低密度脂蛋白胆固醇)的治疗与冠心病病死率和总病死率的降低有明显的相关性。他汀类药物还可以改善血管内皮细胞的功能、抑制炎症反应、稳定斑块、促使动脉粥样硬化斑块消退,从而发挥调脂以外的心血管保护作用。稳定型心绞痛的患者(高危)应长期接受他汀类药物治疗,建议将 LDL-C 降低至2.6 mmol/L(100 mg/dL)以下,对合并糖尿病者(极高危),应将低密度脂蛋白胆固醇降低至2.1 mmol/L(80 mg/dL)以下。

(4)血管紧张素转化酶抑制剂:它在降低稳定型冠心病缺血性事件方面有重要作用。血管紧张素转化酶抑制剂能逆转左心室肥厚、血管增厚,延缓动脉粥样硬化进展,能减少斑块破裂和血栓形成,另外,还有利于心肌氧供/氧耗平衡和心脏血流动力学,并降低交感神经活性。推荐用于冠心病患者的二级预防,尤其是合并高血压、糖尿病和心功能不全的患者。HOPE、PEACE 和 EUROPA 研究的荟萃分析显示,血管紧张素转化酶抑制剂用于稳定型心绞痛患者,与安慰剂相比,可以使所有原因导致的死亡率降低 14%、非致死性心肌梗死率降低 18%、所有原因导致的卒中发生率降低 23%。下述情况不应使用:收缩压<12.0 kPa(90 mmHg)、肾衰竭、双侧肾动脉狭窄和过敏者。药物不良反应包括干咳、低血压和罕见的血管性水肿。

2.抗心绞痛和抗缺血治疗

(1)β受体阻滞剂:通过阻断儿茶酚胺对心率和心收缩力的刺激作用。减慢心率、降低血压、抑制心肌收缩力,从而降低心肌耗氧量,预防和缓解心绞痛的发作。由于心率减慢后心室射血时间和舒张期充盈时间均延长,舒张末心室容积

(前负荷)增加,在一定程度上抵消了心率减慢引起的心肌耗氧量下降,因此与硝酸酯类药物联合可以减少舒张期静脉回流,而且β受体阻滞剂可以抑制硝酸酯给药后对交感神经系统的兴奋作用,获得药物协同作用。

(2)硝酸酯类药物:这类药物通过扩张容量血管、减少静脉回流、降低心室容量、心腔内压和心室壁张力,同时对动脉系统有轻度扩张作用,降低心脏后负荷,从而降低心肌耗氧量。此外,硝酸酯可以扩张冠状动脉,增加心肌供氧,从而改善心肌氧供和氧耗的失平衡,缓解心绞痛症状。研究发现,硝酸酯还具有抑制血小板聚集的作用,其临床意义有待于进一步证实。

硝酸甘油:为缓解心绞痛发作,可使用起效较快的硝酸甘油舌下含片,1～2片(0.3～0.6 mg),舌下含化,通过口腔黏膜迅速吸收,给药后1～2分钟即开始起作用,约10分钟后作用消失。大部分患者在给药3分钟内见效,如果用药后症状仍持续10分钟以上,应考虑舌下含化硝酸甘油无效。延迟见效或无效时,应考虑药物是否过期或未溶解,或应质疑患者的症状是否为稳定型心绞痛。硝酸甘油口腔气雾剂也常用于缓解心绞痛发作,作用方式同舌下含片。用2%硝酸甘油油膏或贴片(含5～10 mg)涂/贴在胸前或上臂皮肤,使其缓慢吸收,适用于预防心绞痛发作。

二硝酸异山梨酯:口服二硝酸异山梨酯3次/天,每次5～20 mg,服后半小时起作用,持续3～5小时。本药舌下含化后2～5分钟见效,作用维持2～3小时,每次5～10 mg。口服二硝酸异山梨酯肝脏首过效应明显,生物利用度仅有20%～30%。气雾剂通过黏膜直接吸收,起效迅速,生物利用度相对较高。

5-单硝酸异山梨酯:是二硝酸异山梨酯的两种代谢产物之一,半衰期长达4～6小时,口服吸收完全,普通剂型每天给药2次,缓释剂型每天给药1次。

硝酸酯类药物持续应用的主要问题是机体产生耐药性,其机制尚未明确,可能与体内巯基过度消耗、肾素-血管紧张素-醛固酮系统激活等因素有关。防止发生耐药的最有效方法是偏心给药,保证每天足够长(8～10小时)的无硝酸酯期。硝酸酯类药物的不良反应有头晕、头胀痛、头部跳动感、面红、心悸等,偶有血压下降(静脉给药时相对多见)。

(3)钙通道阻滞剂:本类药物抑制钙离子进入心肌内,抑制心肌细胞兴奋收缩耦联中钙离子的作用。进而抑制心肌收缩、扩张周围血管、降低动脉压、降低心脏后负荷,因此减少心肌耗氧量。钙通道阻滞剂可以扩张冠状动脉,解除冠状动脉痉挛,改善心内膜下心肌的供血;此外,试验研究发现钙通道阻滞剂还可以降低血黏度,抑制血小板聚集,改善心肌的微循环。常用制剂包括二氢吡啶类钙通道阻滞剂

(氨氯地平、硝苯地平等)和非二氢吡啶类钙通道阻滞剂(硫氮䓬酮等)。

钙通道阻滞剂在减轻心肌缺血和缓解心绞痛方面,与β受体阻滞剂疗效相当。在单用β受体阻滞剂症状控制不满意时,二氢吡啶类钙通道阻滞剂可以与β受体阻滞剂合用,获得协同的抗心绞痛作用。与硝酸酯联合使用,也有助于缓解症状。应避免将非二氢吡啶类钙通道阻滞剂与β受体阻滞剂合用,以免两类药物的协同作用导致对心脏的过度抑制。

推荐使用控释、缓释或长效剂型,避免使用短效制剂,以免明显激活交感神经系统。常见的不良反应包括胫前水肿、便秘、头痛、面色潮红、嗜睡、心动过缓和房室传导阻滞等。

(三)经皮冠状动脉介入治疗

经皮冠状动脉介入治疗包括经皮冠状动脉腔内成形术、冠状动脉支架植入术和粥样斑块销蚀技术。自1977年首例经皮冠状动脉腔内成形术应用于临床以来,经皮冠状动脉介入治疗术成为冠心病治疗的重要手段之一。有研究显示,与单纯理想的药物治疗相比,经皮冠状动脉介入治疗+理想药物治疗能减少血运重建的次数,提高患者的生活质量(活动耐量增加),但是心肌梗死的发生和病死率与单纯药物治疗无显著差异。对研究进一步分析显示,对左心室缺血面积>10%的患者,经皮冠状动脉介入治疗+理想药物治疗对硬终点的影响优于单纯药物治疗。随着新技术的出现,尤其是药物洗脱支架及新型抗血小板药物的应用,远期疗效明显提高。冠状动脉介入治疗不仅可以改善生活质量,而且可明显降低高危患者的心肌梗死发生率和病死率。

(四)冠状动脉旁路移植术

冠状动脉旁路移植术(coronary artery bypass grafting,CABG)是使用患者自身的大隐静脉、内乳动脉或桡动脉作为旁路移植材料,一端吻合在主动脉,另一端吻合在有病变的冠状动脉段的远端,通过引流主动脉血流以改善病变冠状动脉所供血心肌区域的血流供应。CABG术前进行选择性冠状动脉造影,了解冠状动脉病变的程度和范围,以供制订手术计划(包括决定移植血管的根数)的参考。目前,在发达国家和地区,CABG已成为最普通的择期心脏外科手术,对缓解心绞痛、改善冠心病长期预后有很好效果。动脉化旁路手术的开展,极大提高了移植血管桥的远期开通率;微创冠状动脉手术及非体外循环的CABG均在一定程度上减少创伤及围术期并发症的发生,使患者能够很快恢复。目前,CABG总的手术死亡率在1%~4%。

对于低危(年病死率<1%)患者,CABG并不比药物治疗给患者更多的预后获益。因此,CABG的适应证主要包括下述几种:①冠状动脉多支血管病变,尤其是合并糖尿病的患者。②冠状动脉左主干病变。③不适合行介入治疗的严重冠状血管病变患者。④心肌梗死后合并室壁瘤,需要进行室壁瘤切除的患者。⑤闭塞段的远端管腔通畅,血管供应区有存活心肌。

(五)其他治疗措施

1.患者的教育

对患者进行疾病知识的教育,对长期保持病情稳定,改善预后具有重要意义。有效的教育可以使患者全身心参与对疾病的治疗和预防,减轻对病情的担心与焦虑,协调患者理解其治疗方案,更好地依从治疗方案和控制危险因素,从而改善和提高患者自身的生活质量,降低病死率。

2.戒烟

吸烟能使心血管疾病病死率增加50%,心血管死亡的风险与吸烟量直接相关。吸烟还与血栓形成、斑块不稳定及心律失常相关。资料显示,戒烟能降低心血管事件的风险。医务工作者应向患者讲明吸烟的危害,动员并协助患者完全戒烟,并且避免被动吸烟。一些行为及药物治疗措施,如尼古丁替代治疗等,可以协助患者戒烟。

3.运动

运动应与多重危险因素的干预结合起来,成为冠心病患者综合治疗的一部分。研究显示,适当运动能减少心绞痛发作次数、改善运动耐量。建议每天运动30分钟,每周运动不少于5天。运动强度以不引起心绞痛发作为度。

4.控制血压

高血压治疗指南推荐,冠心病患者的降压治疗目标应将血压控制在17.3/10.7 kPa(130/80 mmHg)以下。选择降压药物时,应优先考虑β受体阻滞剂和血管紧张素转化酶抑制剂。

5.糖尿病

糖尿病合并稳定型心绞痛患者为极高危患者,应在改善生活方式的同时及时使用降糖药物治疗,使糖化血红蛋白在正常范围(≤7%)。

6.肥胖

按照中国肥胖防治指南定义,体重指数(BMI)在24.0~27.9 kg/m^2 为超重,BMI≥28 kg/m^2 为肥胖;腹形肥胖指男性腰围≥90 cm,女性腰围≥80 cm。肥胖多伴随着其他冠心病发病的危险因素,如高血压、胰岛素抵抗、高密度脂蛋白胆固醇降低和甘油三酯升高等。减轻体重(控制饮食、活动和锻炼、减少饮酒量)有利于控制其他多种危险因素,也是冠心病二级预防的重要组成部分。

八、预后

稳定型心绞痛患者在接受规律的冠心病二级预防后,大多数患者的冠状动脉粥样斑块能长期保持稳定,患者能够长期存活。决定稳定型心绞痛患者预后的主要因素包括冠状动脉病变的部位和范围、左心室功能、合并的心血管危险因子(如吸烟、糖尿病、高血压等)控制情况、是否坚持规律的冠心病二级预防治疗。一旦患者心绞痛发作在短期内变得频繁、程度严重、对药物治疗反应差,应考虑发生急性冠脉综合征,应采取更积极的药物治疗和血运重建治疗。

第二节　不稳定型心绞痛

一、定义

临床上将原来的初发型心绞痛、恶化型心绞痛和各型自发性心绞痛广义地统称为不稳定型心绞痛。其特点是疼痛发作频率增加、程度加重、持续时间延长、发作诱因改变,甚至休息时也出现持续时间较长的心绞痛。含化硝酸甘油效果差或无效。本型心绞痛介于稳定型心绞痛和急性心肌梗死之间,易发展为心肌梗死,但无心肌梗死的心电图及血清酶学改变。

不稳定型心绞痛是介于稳定型心绞痛和急性心肌梗死之间的一组临床心绞痛综合征。有学者认为除了稳定的劳力性心绞痛为稳定型心绞痛外,其他所有的心绞痛均属于不稳定型心绞痛,包括初发劳力型心绞痛、恶化劳力型心绞痛、卧位型心绞痛、夜间发作的心绞痛、变异型心绞痛、梗死前心绞痛、梗死后心绞痛和混合型心绞痛。如果劳力性心绞痛和自发性心绞痛同时发生在一个患者身上,则称为混合型心绞痛。

不稳定型心绞痛具有独特的病理生理机制及临床预后,如果得不到恰当及时的治疗,可能发展为急性心肌梗死。

二、病因及发病机制

目前认为有 5 种因素与产生不稳定型心绞痛有关,它们相互关联。

(一)冠状动脉粥样硬化斑块上有非阻塞性血栓

此为最常见的发病原因,冠状动脉内粥样硬化斑块破裂诱发血小板聚集及血栓形成,血栓形成和自溶过程的动态不平衡过程,导致冠状动脉发生不稳定的不完全性阻塞。

(二)动力性冠状动脉阻塞

在冠状动脉器质性狭窄基础上,病变局部的冠状动脉发生异常收缩、痉挛导致冠状动脉功能性狭窄,进一步加重心肌缺血,产生不稳定型心绞痛。这种局限性痉挛与内皮细胞功能紊乱、血管收缩反应过度有关,常发生在冠状动脉粥样硬化的斑块部位。

(三)冠状动脉严重狭窄

冠状动脉以斑块导致的固定性狭窄为主,不伴有痉挛或血栓形成,见于某些冠状动脉斑块逐渐增大、管腔狭窄进行性加重的患者,或经皮冠状动脉介入治疗术后再狭窄的患者。

(四)冠状动脉炎症

研究认为斑块发生破裂与其局部的炎症反应有十分密切的关系。在炎症反应中感染因素可能也起一定作用,其感染物可能是巨细胞病毒和肺炎衣原体。这些患者炎症递质标志物水平检测常有明显增高。

(五)全身疾病加重的不稳定型心绞痛

在原有冠状动脉粥样硬化性狭窄基础上,由于外源性诱发因素影响冠状动脉血管导致心肌氧的供求失衡,心绞痛恶化加重。常见原因:①心肌需氧增加,如发热、心动过速、甲状腺功能亢进等。②冠状动脉血流减少,如低血压、休克。③心肌氧释放减少,如贫血、低氧血症。

三、临床表现

(一)症状

临床上,不稳定型心绞痛可表现为新近发生(1 个月内)的劳力型心绞痛,或原有稳定型心绞痛的主要特征近期内发生了变化,如心前区疼痛发作更频繁、程度更严重、时间也延长,轻微活动甚至在休息也发作。少数不稳定型心绞痛患者可无胸部不适表现,仅表现为颌、耳、颈、臂或上胸部发作性疼痛不适,也可表现为发作性呼吸困难,其他还可表现为发作性恶心、呕吐、出汗和不能解释的疲乏症状。

(二)体格检查

一般无特异性体征。心肌缺血发作时可发现反常的左心室心尖冲动,听诊有心率增快和第一心音减弱,可闻及第三心音、第四心音或二尖瓣反流性杂音。当心绞痛发作时间较长,或心肌缺血较严重时,可发生左心室功能不全的表现,如双肺底细小水泡音,甚至急性肺水肿或伴低血压。也可发生各种心律失常。

体检的主要目的是努力寻找诱发不稳定型心绞痛的原因,如难以控制的高血压、低血压、心律失常、梗阻性肥厚型心肌病、贫血、发热、甲状腺功能亢进、肺部疾病等,并确定心绞痛对患者血流动力学的影响,如对生命体征、心功能、乳头肌功能或二尖瓣功能等的影响。这些体征的存在高度提示预后不良。

体检对胸痛患者的鉴别诊断至关重要,有几种疾病状态如果得不到及时准确诊断,就可能出现严重后果。如背痛、胸痛、脉搏不整,心脏听诊发现主动脉瓣关闭不全的杂音提示主动脉夹层破裂,心包摩擦音提示急性心包炎,而奇脉提示心脏压塞,气胸表现为气管移位、急性呼吸困难、胸膜疼痛和呼吸音改变等。

(三)临床类型

1.静息心绞痛

此型心绞痛发生在休息时,发作时间较长,含服硝酸甘油效果欠佳,病程1个月以内。

2.初发劳力型心绞痛

新近发生的严重心绞痛(发病时间在1个月以内),加拿大心脏病学会的劳力性心绞痛分级标准(表3-1),Ⅲ级以上的心绞痛为初发型心绞痛,尤其注意近48小时内有无静息心绞痛发作及其发作频率变化。

表3-1 加拿大心脏病学会的劳力性心绞痛分级标准

分级	特点
Ⅰ级	一般日常活动,如走路、登楼不引起心绞痛,心绞痛发生在剧烈、速度快或长时间的体力活动或运动后
Ⅱ级	日常活动轻度受限,心绞痛发生在快步行走、登楼、餐后行走、冷空气中行走、逆风行走或情绪波动后活动
Ⅲ级	日常活动明显受限,心绞痛发生在一般速度行走时
Ⅳ级	轻微活动即可诱发心绞痛,患者不能做任何体力活动,但休息时无心绞痛发作

3.恶化劳力型心绞痛

既往诊断的心绞痛,最近发作次数频繁、持续时间延长或痛阈降低(CCS分级增加Ⅰ级以上或CCS分级Ⅲ级以上)。

4.心肌梗死后心绞痛

急性心肌梗死24小时以后至1个月内发生的心绞痛。

5.变异型心绞痛

休息或一般活动时发生的心绞痛,发作时心电图显示暂时性ST段抬高。

四、辅助检查

(一)心电图检查

在不稳定型心绞痛患者中,常有伴随症状而出现的短暂的ST段偏移伴或不伴有T波倒置,但不是所有不稳定型心绞痛患者都发生这种心电图改变。心电图变化随着胸痛的缓解而常完全或部分恢复。症状缓解后,ST段抬高或降低、或T波倒置不能完全恢复,是预后不良的标志。伴随症状产生的ST段、T波改变持续时间超过12小时者可能提示非ST段抬高心肌梗死。此外,临床表现拟诊为不稳定型心绞痛的患者,胸导联T波呈明显对称性倒置(≥0.2 mV),高度提示急性心肌缺血,可能为前降支严重狭窄所致。胸痛患者心电图正常也不能排除不稳定型心绞痛可能。若发作时倒置的T波呈伪性改变(假正常化),发作后T波恢复原倒置状态;或以前心电图正常者近期内出现心前区多导联T波深倒,在排除非Q波性心肌梗死后结合临床也应考虑不稳定型心绞痛的诊断。

不稳定型心绞痛患者中有75%~88%的一过性ST段改变不伴有相关症状,为无痛性心肌缺血。动态心电图检查不仅有助于检出上述心肌缺血的动态变化,还可用于不稳定型心绞痛患者常规抗心绞痛药物治疗的评估及是否需要进行冠状动脉造影和血管重建术的参考指标。

(二)心脏生化标志物

心脏肌钙蛋白:肌钙蛋白复合物包括3个亚单位,即肌钙蛋白T(TnT)、肌钙蛋白I(TnI)和肌钙蛋白C,目前只有TnT和TnI应用于临床。约有35%不稳定型心绞痛患者显示血清TnT水平增高,但其增高的幅度与持续的时间与急性心肌梗死(AMI)有差别。TnT>3 ng/mL者在AMI患者占88%,非Q波心肌梗死中仅占17%,不稳定型心绞痛中无TnT>3.0 ng/mL者。因此,TnT升高的幅度和持续时间可作为不稳定型心绞痛与AMI的鉴别诊断之参考。

不稳定型心绞痛患者TnT和TnI升高者较正常者预后差。临床怀疑不稳定型心绞痛者TnT定性试验为阳性结果者表明有心肌损伤(相当于TnT>0.05 μg/L),但如为阴性结果并不能排除不稳定型心绞痛的可能性。

(三)冠状动脉造影

目前此检查仍是诊断冠心病的“金标准”。在长期稳定型心绞痛的基础上出现的不稳定型心绞痛常提示为多支冠状动脉病变,而新发的静息心绞痛可能为单支冠状动脉病变。冠状动脉造影结果正常提示可能是冠状动脉痉挛、冠状动脉内血栓自发性溶解、微循环系统异常等原因引起,或冠状动脉造影病变漏诊。

不稳定型心绞痛有以下情况时应视为冠状动脉造影强适应证:①近期内心绞痛反复发作,胸痛持续时间较长,药物治疗效果不满意者可考虑及时行冠状动脉造影,以决定是否急诊介入性治疗或急诊冠状动脉旁路移植术。②原有劳力性心绞痛近期内突然出现休息时频繁发作者。③近期活动耐量明显减低,特别是低于 BruceⅡ级或 4 METs 者。④梗死后心绞痛。⑤原有陈旧性心肌梗死,近期出现由非梗死区缺血所致的劳力性心绞痛。⑥严重心律失常、左心室射血分数<40%或充血性心力衰竭。

(四)螺旋 CT 血管造影

近年来,多层螺旋 CT 尤其是 64 排螺旋冠状动脉 CT 成像在冠心病诊断中正在推广应用。冠状动脉 CT 造影能够清晰显示冠状动脉主干及其分支狭窄、钙化、开口起源异常及桥血管病变。有资料显示,冠状动脉 CT 造影诊断冠状动脉病变的灵敏度为 96.33%、特异度为 98.16%,阳性预测值为 97.22%,阴性预测值为97.56%。其中对左主干、左前降支病变及>75%的病变灵敏度最高,分别达到 100%和94.4%。冠状动脉 CT 造影对冠状动脉狭窄病变、桥血管、开口畸形、支架管腔、斑块形态均显影良好,对钙化病变诊断率优于冠状动脉造影,阴性者可排除冠心病,阳性者应进行冠状动脉造影检查。另外,冠状动脉 CT 造影也可以作为冠心病高危人群无创性筛选检查及冠状动脉支架术后的随访手段。

(五)其他

其他非创伤性检查包括运动平板试验、运动放射性核素心肌灌注扫描、药物负荷试验、超声心动图等,也有助于诊断。通过非创伤性检查可以帮助决定冠状动脉造影单支临界性病变是否需要做介入性治疗,明确缺血相关血管,为血运重建治疗提供依据。同时可以提供有否存活心肌的证据,也可作为经皮冠状动脉腔内成形术后判断有否再狭窄的重要对比资料。但不稳定型心绞痛急性期应避免做任何形式的负荷试验,这些检查宜放在病情稳定后进行。

五、诊断

(一)诊断依据

对同时具备下述情形者,应诊断为不稳定型心绞痛。

(1)临床新出现或恶化的心肌缺血症状表现(心绞痛、急性左心衰竭)或心电图心肌缺血图形。

(2)无或仅有轻度的心肌酶(肌酸激酶同工酶)或 TnT、TnI 增高(未超过2倍正常值),且心电图无 ST 段持续抬高。应根据心绞痛发作的性质、特点、发作时体征和发作时心电图改变及冠心病危险因素等,结合临床综合判断,以提高诊断的准确性。心绞痛发作时心电图 ST 段抬高或压低的动态变化或左束支阻滞等具有诊断价值。

(二)危险分层

不稳定型心绞痛的诊断确立后,应进一步进行危险分层,以便于对其进行预后评估和干预措施的选择。

1.中华医学会心血管分会关于不稳定型心绞痛的危险度分层

根据心绞痛发作情况、发作时 ST 段下移程度及发作时患者的一些特殊体征变化,将不稳定型心绞痛患者分为高、中、低危险组(表 3-2)。

表 3-2 不稳定型心绞痛临床危险度分层

组别	心绞痛类型	发作时 ST 段降低幅/mm	持续时间/min	肌钙蛋白T或I
低危险组	初发、恶化劳力型,无静息时发作	≤1	<20	正常
中危险组	1个月内出现的静息心绞痛,但48小时内无发作者(多数由劳力性心绞痛进展而来)或梗死后心绞痛	>1	<20	正常或轻度升高
高危险组	48小时内反复发作静息心绞痛或梗死后心绞痛	>1	>20	升高

注:①陈旧性心肌梗死患者其危险度分层上调一级,若心绞痛是由非梗死区缺血所致时,应视为高危险组。②左心室射血分数<40%,应视为高危险组。③若心绞痛发作时并发左心功能不全、二尖瓣反流、严重心律失常或低血压[SBP≤12.0 kPa(90 mmHg)],应视为高危险组。④当横向指标不一致时,按危险度高的指标归类。如心绞痛类型为低危险组,但心绞痛发作时 ST 段压低>1 mm,应归入中危险组。

2.关于不稳定型心绞痛/非 ST 段抬高心肌梗死危险分层

关于不稳定型心绞痛/非 ST 段抬高心肌梗死危险分层见表 3-3。

六、鉴别诊断

在确定患者为心绞痛发作后,还应对其是否稳定做出判断。

表 3-3　ACC/AHA 关于不稳定型心绞痛/非 ST 段抬高心肌梗死的危险分层

危险分层	高危（至少有下列特征之一）	中危（无高危特点但有以下特征之一）	低危（无高中危特点但有下列特点之一）
①病史	近 48 小时内加重的缺血性胸痛发作	既往 MI、外围血管或脑血管病，或 CABG，曾用过阿司匹林	近 2 周内发生的 CCS 分级Ⅲ级或以上伴有高、中度冠状动脉病变可能者
②胸痛性质	静息心绞痛＞20 分钟	静息心绞痛＞20 分钟，现已缓解，有高、中度冠状动脉病变可能性，静息心绞痛＜20 分钟，经休息或含服硝酸甘油缓解	无自发性心绞痛＞20 分钟持续发作
③临床体征或发现	第三心音、新的或加重的奔马律，左心室功能不全（EF＜40%），二尖瓣反流，严重心律失常或低血压[SBP≤12.0 kPa（90 mmHg）]或存在与缺血有关的肺水肿，年龄＞75 岁	年龄＞75 岁	
④心电图变化	休息时胸痛发作伴 ST 段变化＞0.1 mV；新出现 Q 波，束支传导阻滞；持续性室性心动过速	T 波倒置＞0.2 mV，病理性 Q 波	胸痛期间心电图正常或无变化
⑤肌钙蛋白监测	明显增高（TnT 或 TnI＞0.1 μg/mL）	轻度升高（即 TnT＞0.01，但＜0.1 μg/mL）	正常

与稳定型心绞痛相比，不稳定型心绞痛症状特点是短期内疼痛发作频率增加、无规律、程度加重、持续时间延长、发作诱因改变或不明显，甚至休息时也出现持续时间较长的心绞痛，含化硝酸甘油效果差或无效，或出现了新的症状如呼吸困难、头晕甚至昏厥等。不稳定型心绞痛的常见临床类型包括初发劳力型心绞痛、恶化劳力型心绞痛、卧位型心绞痛、夜间发作的心绞痛、变异型心绞痛、梗死前心绞痛、梗死后心绞痛和混合型心绞痛。

临床上，常将不稳定型心绞痛和非 ST 段抬高心肌梗死及 ST 段抬高心肌梗死统称为急性冠脉综合征。

不稳定型心绞痛和非 ST 段抬高心肌梗死是在病因和临床表现上相似、但严重程度不同而又密切相关的两种临床综合征，其主要区别在于缺血是否严重到导致足够量的心肌损害，以至于能检测到心肌损害的标志物肌钙蛋白（TnI、

TnT)或肌酸激酶同工酶(CK-MB)水平升高。如果反映心肌坏死的标志物在正常范围内或仅轻微增高(未超过 2 倍正常值),就诊断为不稳定型心绞痛,而当心肌坏死标志物超过正常值 2 倍时,则诊断为非 ST 段抬高心肌梗死。

不稳定型心绞痛和 ST 段抬高心肌梗死的区别,在于后者在胸痛发作的同时出现典型的ST 段抬高并具有相应的动态改变过程和心肌酶学改变。

七、治疗

不稳定型心绞痛的治疗目标是控制心肌缺血发作和预防急性心肌梗死。治疗措施包括内科药物治疗、冠状动脉介入治疗和外科冠状动脉旁路移植手术。

不稳定型心绞痛的危险分层和治疗过程可以参考以下示意图(图 3-1)。

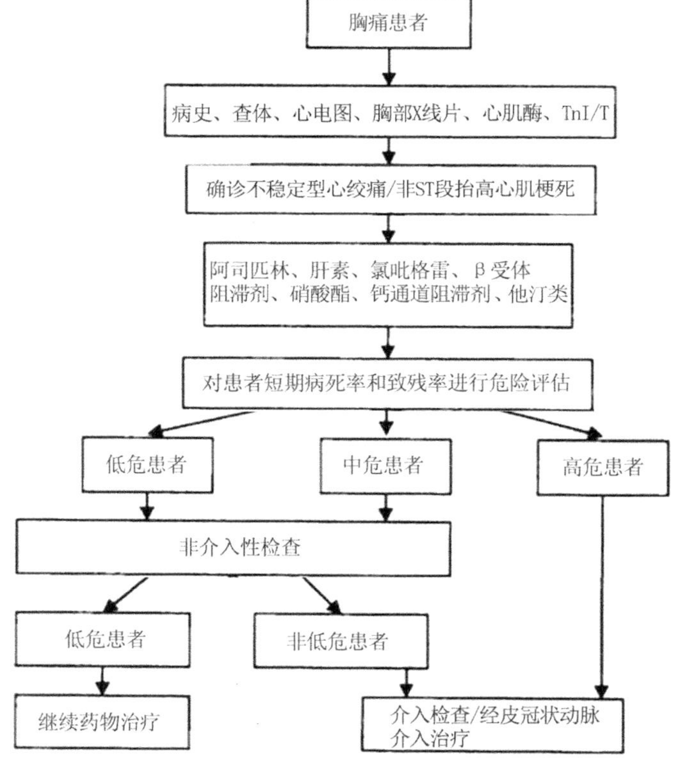

图 3-1 不稳定型心绞痛/非 ST 段抬高心肌梗死危险分层和处理流程

(一)一般治疗

对于符合不稳定型心绞痛诊断的患者应及时收住院治疗(最好收入监护病房),急性期卧床休息1～3 天,吸氧,持续心电监测。对于低危险组患者留观期间未再发生心绞痛、心电图也无缺血改变、无左心衰竭的临床证据、留观 12～24 小时期间未发现有 CK-MB 升高、TnT 或 TnI 正常者，可在留观 24～48 小时后出院。对于中危或高危组的患者特别是 TnT 或 TnI 升高者，住院时间相对延长，内科治疗也应强化。

(二)药物治疗

1.控制心绞痛发作

(1)硝酸酯类：硝酸甘油主要通过扩张静脉，减轻心脏前负荷来缓解心绞痛发作。心绞痛发作时应舌下含化硝酸甘油，初次含硝酸甘油的患者以先含 0.5 mg为宜。对于已有含服经验的患者，心绞痛发作时若含0.5 mg无效，可在 3～5 分钟追加 1 次，若连续含硝酸甘油 1.5～2.0 mg仍不能控制疼痛症状，需应用强镇痛药以缓解疼痛，并随即采用硝酸甘油或硝酸异山梨酯静脉滴注，硝酸甘油的剂量以 5 μg/min 开始，以后每5～10 分钟增加 5 μg/min，直至症状缓解或收缩压降低 1.3 kPa(10 mmHg)，最高剂量一般不超过80 μg/min，一旦患者出现头痛或血压降低[SBP <12.0 kPa(90 mmHg)]应迅速减少静脉滴注的剂量。维持静脉滴注的剂量以 10～30 μg/min为宜。对于中危和高危险组的患者，硝酸甘油持续静脉滴注 24～48 小时即可，以免产生耐药性而降低疗效。

心绞痛缓解后可改为硝酸酯类口服药物，常用口服硝酸酯类药物有硝酸异山梨酯和 5-单硝酸异山梨酯。硝酸异山梨酯作用的持续时间为 4～5 小时，故以每天 3～4 次口服为妥，对劳力性心绞痛患者应集中在白天给药。5-单硝酸异山梨酯可采用每天 2 次给药。对白天和夜间均有心绞痛发作者，硝酸异山梨酯可每6 小时给药 1 次，但宜短期治疗以避免耐药性。对于频繁发作的不稳定型心绞痛患者，口服硝酸异山梨酯短效药物的疗效常优于服用 5-单硝类的长效药物。硝酸异山梨酯的使用剂量可以从 1 次 10 mg 开始，当症状控制不满意时可逐渐加大剂量，一般 1 次不超过 40 mg。只要患者心绞痛发作时口含硝酸甘油有效，即是增加硝酸异山梨酯剂量的指征，若患者反复口含硝酸甘油不能缓解症状，常提示患者有极为严重的冠状动脉阻塞病变，此时即使加大硝酸异山梨酯剂量也不一定能取得良好效果。

(2)β 受体阻滞剂：通过减慢心率、降低血压和抑制心肌收缩力而降低心肌耗氧量，从而缓解心绞痛症状，对改善近、远期预后有益。

对不稳定型心绞痛患者，控制心绞痛症状及改善其近、远期预后均有好处，除有禁忌证外，主张常规服用。首选具有心脏选择性的药物，如阿替洛尔、美托洛尔和比索洛尔等。除少数症状严重者可采用静脉推注 β 受体阻滞剂外，一般主张直接口服给药。剂量应个体化，根据症状、心率及血压情况调整剂量。阿替洛尔常用剂量为12.5～25.0 mg，每天2次，美托洛尔常用剂量为25～50 mg，每天2次或3次，比索洛尔常用剂量为5～10 mg每天1次，不伴有劳力性心绞痛的变异型心绞痛不主张使用。

(3)钙通道阻滞剂：钙通道阻滞剂通过扩张外周血管和解除冠状动脉痉挛而缓解心绞痛，也能改善心室舒张功能和心室顺应性。非二氢吡啶类有减慢心率和减慢房室传导作用。常用药物有两类。①二氢吡啶类钙通道阻滞剂：硝苯地平对缓解冠状动脉痉挛有独到的效果，故为变异性心绞痛的首选用药，一般剂量为10～20 mg，每6小时1次，若仍不能有效控制变异性心绞痛的发作还可与地尔硫䓬合用，以产生更强的解除冠状动脉痉挛的作用，当病情稳定后可改为缓释和控释制剂。对合并高血压病者，应与β受体阻滞剂合用。②非二氢吡啶类钙通道阻滞剂：地尔硫䓬有减慢心率、降低心肌收缩力的作用，故较硝苯地平更常用于控制心绞痛发作。一般使用剂量为30～60 mg，每天3～4次。该药可与硝酸酯类合用，也可与β受体阻滞剂合用，但与后者合用时需密切注意心率和心功能变化。

如心绞痛反复发作，静脉滴注硝酸甘油不能控制时，可试用地尔硫䓬短期静脉滴注，使用方法为5～15 μg/(kg·min)，可持续静脉滴注24～48小时。在静脉滴注过程中需密切观察心率、血压的变化，如静息心率<50次/分，应减少剂量或停用。

钙通道阻滞剂用于控制下列患者的进行性缺血或复发性缺血症状：①已经使用足量硝酸酯类和β受体阻滞剂的患者。②不能耐受硝酸酯类和β受体阻滞剂的患者。③变异型心绞痛的患者。因此，对于严重不稳定型心绞痛患者常需联合应用硝酸酯类、β受体阻滞剂和钙通道阻滞剂。

2.抗血小板治疗

阿司匹林为首选药物。急性期剂量应在150～300 mg/d，可达到快速抑制血小板聚集的作用，3天后可改为小剂量即50～150 mg/d维持治疗，对于存在阿司匹林禁忌证的患者，可采用氯吡格雷替代治疗，使用时应注意经常检查血常规，一旦出现明显白细胞或血小板计数降低应立即停药。

(1)阿司匹林：阿司匹林对不稳定型心绞痛治疗目的是通过抑制血小板的环氧化酶快速阻断血小板中血栓素 A_2 的形成。因小剂量阿司匹林(50～75 mg)需数天才能发挥作用。故目前主张：①尽早使用，一般应在急诊室服用第1次。②为尽快达到治疗性血药浓度，第1次应采用咀嚼法，促进药物在口腔颊部黏膜吸收。③剂量300 mg，每天 1 次，3 天后改为 100 mg，每天 1 次，很可能需终身服用。

(2)氯吡格雷：为第二代抗血小板聚集的药物，通过选择性地与血小板表面腺苷酸环化酶耦联的 ADP 受体结合而不可逆地抑制血小板的聚集，且不影响阿司匹林阻滞的环氧化酶通道，与阿司匹林合用可明显增加抗凝效果，对阿司匹林过敏者可单独使用。噻氯匹定的最严重不良反应是中性粒细胞计数减少，见于连续治疗 2 周以上的患者，易出现血小板计数减少和出血时间延长，也可引起血栓性血小板减少性紫癜，而氯吡格雷则不明显，目前在临床上已基本取代噻氯匹定。目前，对于不稳定型心绞痛患者和接受介入治疗的患者多主张强化血小板治疗，即二联抗血小板治疗，在常规服用阿司匹林的基础上立即给予氯吡格雷治疗至少 1 个月，也可延长至 9 个月。

(3)血小板糖蛋白Ⅱb/Ⅲa 受体抑制药：为第三代血小板抑制药，主要通过占据血小板表面的糖蛋白Ⅱb/Ⅲa 受体，抑制纤维蛋白原结合而防止血小板聚集。但其口服制剂疗效及安全性令人失望。静脉制剂主要有阿昔单抗和非抗体复合物替罗非班、拉米非班等，其在注射停止后数小时作用消失。目前，临床常用药物有盐酸替罗非班注射液，是一种非肽类的血小板糖蛋白Ⅱb/Ⅲa受体的可逆性拮抗剂，能有效地阻止纤维蛋白原与血小板表面的糖蛋白Ⅱb/Ⅲa 受体结合，从而阻断血小板的交联和聚集。盐酸替罗非班对血小板功能的抑制的时间与药物的血浆浓度相平行，停药后血小板功能迅速恢复到基线水平。对于不稳定型心绞痛患者，盐酸替罗非班静脉输注可分两步，在肝素和阿司匹林应用条件下，可先给予负荷量 0.4 μg/(kg·min)(30 分钟)，而后以 0.1 μg/(kg·min)维持静脉滴注48 小时。对于高度血栓倾向的冠状动脉血管成形术患者盐酸替罗非班两步输注方案为负荷量 10 μg/kg 于5分钟内静脉推注，然后以 0.15 μg/(kg·min)维持 16～24 小时。

3.抗凝血酶治疗

目前，临床使用的抗凝药物有普通肝素、低分子肝素和水蛭素，其他人工合成或口服的抗凝药正在研究或临床观察中。

(1)普通肝素：是常用的抗凝药，通过激活抗凝血酶而发挥抗栓作用，静脉滴注肝素会迅速产生抗凝作用，但个体差异较大，故临床需化验部分凝血活酶时间(APTT)。一般将 APTT 延长至 60～90 秒作为治疗窗口。多数学者认为，在 ST 段不抬高的急性冠状动脉综合征，治疗时间为 3～5 天，具体用法为75 U/kg，静脉滴注维持，使 APTT 在正常的 1.5～2.0 倍。

(2)低分子肝素:低分子肝素是由普通肝素裂解制成的小分子复合物,相对分子量为2 500～7 000,具有以下特点:①抗凝血酶作用弱于肝素,但保持了抗因子Ⅹa的作用,因而抗因子Ⅹa和凝血酶的作用更加均衡;②抗凝效果可以预测,不需要检测APTT;③与血浆和组织蛋白的亲和力弱,生物利用度高;④皮下注射,给药方便;⑤促进更多的组织因子途径抑制物生成,更好地抑制因子Ⅶ和组织因子复合物,从而增加抗凝效果等。许多研究均表明低分子肝素在不稳定型心绞痛和非ST段抬高心肌梗死的治疗中所起作用至少等同或优于经静脉应用普通肝素。低分子肝素因生产厂家不同而规格各异,一般推荐量按不同厂家产品以千克体重计算皮下注射,连用1周或更长。

(3)水蛭素:是从药用水蛭唾液中分离出来的第1个直接抗凝血酶制药,通过重组技术合成的是重组水蛭素。重组水蛭素理论上的优点有无须通过AT-Ⅲ激活凝血酶;不被血浆蛋白中和;能抑制凝血块黏附的凝血酶;对某一剂量有相对稳定的APTT,但主要经肾脏排泄,在肾功能不全者可导致不可预料的蓄积。多数试验证实水蛭素能有效降低死亡与非致死性心肌梗死的发生率,但出血危险有所增加。

(4)抗血栓治疗的联合应用。①阿司匹林加ADP受体拮抗剂:阿司匹林与ADP受体拮抗剂的抗血小板作用机制不同,一般认为,联合应用可以提高疗效。CURE试验表明,与单用阿司匹林相比,氯吡格雷联合使用阿司匹林可使致死性和非致死性心肌梗死发生率降低20%,减少冠状动脉重建需要和心绞痛复发。②阿司匹林加肝素:RISC试验结果表明,男性非ST段抬高心肌梗死患者使用阿司匹林明显降低死亡或心肌梗死的危险,单独使用肝素没有受益,阿司匹林加普通肝素联合治疗的最初5天事件发生率最低。目前资料显示,普通肝素或低分子肝素与阿司匹林联合使用疗效优于单用阿司匹林;阿司匹林加低分子肝素等同于甚至可能优于阿司匹林加普通肝素。③肝素加血小板GPⅡb/Ⅲa抑制药:PUR-SUTT试验结果显示,与单独应用血小板GPⅡb/Ⅲa抑制药相比,未联合使用肝素的患者事件发生率较高。多主张联合应用肝素与血小板GPⅡb/Ⅲa抑制药。由于两者连用可延长APTT,肝素剂量应小于推荐剂量。④阿司匹林加肝素加血小板GPⅡb/Ⅲa抑制药:目前,合并急性缺血的非ST段抬高心肌梗死的高危患者,主张三联抗血栓治疗,是目前最有效地抗血栓治疗方案。持续性或伴有其他高危特征的胸痛患者及准备做早期介入治疗的患者,应给予该方案。

4.调脂治疗

血脂增高的干预治疗除调整饮食、控制体重、体育锻炼、控制精神紧张、戒烟、控制糖尿病等非药物干预手段外，调脂药物治疗是最重要的环节。近代治疗急性冠脉综合征的最大进展之一就是3-羟基-3甲基戊二酰辅酶A还原酶抑制药(他汀类)药物的开发和应用，该类药物除降低总胆固醇、低密度脂蛋白胆固醇、甘油三酯和升高高密度脂蛋白胆固醇外，还有缩小斑块内脂质核、加固斑块纤维帽、改善内皮细胞功能、减少斑块炎性细胞数目、防止斑块破裂等作用，从而减少冠状动脉事件，另外还能通过改善内皮功能减弱凝血倾向，防止血栓形成，防止脂蛋白氧化，起到了抗动脉粥样硬化和抗血栓作用。随着长期的大样本的实验结果出现，已经显示他汀类强化降脂治疗和经皮冠状动脉腔内成形术加常规治疗可同样安全有效地减少缺血事件。所有他汀类药物均有相同的不良反应，即胃肠道功能紊乱、肌痛及肝损害，儿童、孕妇及哺乳期妇女不宜应用。常见他汀类降调脂药见表3-4。

表3-4 临床常见他汀类药物剂量

药物	常用剂量/mg	用法
阿托伐他汀(立普妥)	10～80	每天1次，口服
辛伐他汀(舒将之)	10～80	每天1次，口服
洛伐他汀(美将之)	20～80	每天1次，口服
普伐他汀(普拉固)	20～40	每天1次，口服
氟伐他汀(来适可)	40～80	每天1次，口服

5.溶血栓治疗

国际多中心大样本的临床试验(TIMI ⅢB)已证明采用AMI的溶栓方法治疗不稳定型心绞痛反而有增加AMI发生率的倾向，故已不主张采用。至于小剂量尿激酶与充分抗血小板和抗凝血酶治疗相结合是否对不稳定型心绞痛有益，仍有待临床进一步研究。

6.经皮冠状动脉介入治疗和外科手术治疗

在高危险组患者中如果存在以下情况之一则应考虑行紧急介入性治疗或CABG。

(1)虽经内科加强治疗，心绞痛仍反复发作。

(2)心绞痛发作时间明显延长超过1小时，药物治疗不能有效缓解上述缺血发作。

(3)心绞痛发作时伴有血流动力学不稳定，如出现低血压、急性左心功能不全或伴有严重心律失常等。

不稳定型心绞痛的紧急介入性治疗的风险一般高于择期介入性治疗，故在决定之前应仔细权衡。紧急介入性治疗的主要目标是以迅速开通“罪犯”病变的血管，恢复其远端血流为原则，对于多支病变的患者，可以不必一次完成全部的血管重建。对于血流动力学不稳定的患者最好同时应用主动脉内球囊反搏，力求稳定高危患者的血流动力学。除以上少数不稳定型心绞痛患者外，大多数不稳定型心绞痛患者的介入性治疗宜放在病情稳定至少 48 小时后进行。

目前认为，当不稳定型心绞痛患者经积极的药物治疗或经皮冠状动脉介入治疗效果不满意或由于各种原因不能进行经皮冠状动脉介入治疗时，可考虑 CABG 治疗。对严重的多支病变和严重的主干病变、特别是左心室功能严重障碍的患者，应首先考虑 CABG。

7.不稳定型心绞痛出院后的治疗

不稳定型心绞痛患者出院后仍需定期门诊随诊。低危险组的患者 1～2 个月随访 1 次，中、高危险组的患者无论是否行介入性治疗都应 1 个月随访 1 次，如果病情无变化，随访半年即可。

患者出院后仍需继续服阿司匹林、β 受体阻滞剂。阿司匹林宜采用小剂量，每天 50～150 mg即可，β 受体阻滞剂宜逐渐增量至最大可耐受剂量。在冠心病的二级预防中阿司匹林和降胆固醇治疗是最重要的。降低胆固醇的治疗应参照国内降血脂治疗的建议，即血清胆固醇＞4.68 mmol/L(180 mg/dL)或低密度脂蛋白胆固醇＞2.6 mmol/L(100 mg/dL)均应服他汀类降胆固醇药物，并达到有效治疗的目标。血浆甘油三酯＞2.26 mmol/L(200 mg/dL)的冠心病患者一般也需要服降低甘油三酯的药物。其他二级预防的措施包括向患者宣教戒烟、治疗高血压和糖尿病、控制危险因素、改变不良的生活方式、合理安排膳食、适度增加活动量、减少体重等。

八、影响不稳定型心绞痛预后的因素

(一)左心室功能

左心室功能为最强的独立危险因素，左心室功能越差，预后也越差，因为这些患者的心脏很难耐受进一步的缺血或梗死。

(二)冠状动脉病变的部位和范围

左主干病变和右冠开口病变最具危险性，3 支冠状动脉病变的危险性大于双支或单支者，前降支病变危险大于右冠或回旋支病变，近端病变危险性大于远端病变。

(三)年龄

年龄是一个独立的危险因素,主要与老年人的心脏储备功能下降和其他重要器官功能降低有关。

(四)合并其他器质性疾病或危险因素

不稳定型心绞痛患者如合并肾衰竭、慢性阻塞性肺疾病、糖尿病、高血压、高血脂、脑血管病及恶性肿瘤等,均可影响不稳定型心绞痛患者的预后。其中肾功能状态还明显与经皮冠状动脉介入治疗术预后有关。

第三节　扩张型心肌病

扩张型心肌病是以一侧或双侧心腔扩大,收缩性心力衰竭为主要特征的一组疾病。病因不明者称为原发性扩张型心肌病,由于主要表现为充血性心力衰竭,以往又被称为充血性心肌病,该病常伴心律失常,5 年存活率<50%,发病率为(5～10)/10 万,近年来有增高的趋势,男性多于女性,男女发病比例为 2.5∶1.0。

一、病因

(一)遗传因素

遗传因素包括单基因遗传和基因多态性。前者包括显性和隐性两种,根据基因所在的染色体进一步分为常染色体和性染色体遗传。致病基因已经清楚者归为家族性心肌病,未清楚而又有希望的基因是编码*dystrophin*和*cardiotrophin-1* 的基因。基因多态性目前以 ACE 的 DD 型研究较多,但与原发性扩张型心肌病的关系尚有待进一步证实。

(二)病毒感染

引起病毒感染的主要是柯萨奇病毒,此外尚有巨细胞病毒、腺病毒(小儿多见)和埃柯病毒等。以柯萨奇病毒研究较多。病毒除直接引起心肌细胞损伤外,也可通过免疫反应引起,包括细胞因子和抗体损伤心肌细胞。

(三)免疫障碍

免疫障碍分两大部分:一是引起机体抵抗力下降,机体易于感染,尤其是嗜心肌病毒(如柯萨奇病毒感染);二是以心肌为攻击靶位的自身免疫损伤,目前已知的有抗β-受体抗体、抗 M-受体抗体、抗线粒体抗体、抗心肌细胞膜抗体、抗ADP/ATP 载体蛋白抗体等。有些抗体具强烈干扰心肌细胞功能作用,如抗β-受体抗体的儿茶酚胺样作用较去甲肾上腺素强 100 倍以上,抗ADP/ATP抗体严重干扰心肌能量代谢等。

(四)其他

应注意某些营养物质、毒物的作用或叠加作用。

二、病理及病理生理

(一)大体解剖

心腔大、室壁相对较薄、附壁血栓,瓣膜及冠状动脉正常,随着病情发展,心腔逐渐变为球形。

(二)组织病理

心肌细胞肥大、变长、变性坏死、间质纤维化。组化染色(抗淋巴细胞抗体)淋巴细胞计数增多,约 46%符合 Dallas 心肌炎诊断标准。

(三)细胞病理(超微结构)

(1)收缩单位变少,排列紊乱。

(2)线粒体增多变性,细胞化学染色示线粒体嵴排列紊乱、脱失及融合。线粒体分布异常,膜下及核周分布增多,而肌纤维间分布减少。

(3)脂褐素增多。

(4)严重者心肌细胞空泡变性,脂滴增加。

在上述病理改变的基础上,原发扩张型心肌病的病理生理特点可用一句话概括:收缩功能障碍为主,继发舒张功能障碍。扩张型心肌病的可能发生机制如图 3-2 所示。

三、临床表现

(1)充血性心力衰竭的临床表现。

(2)心律失常:快速、缓慢心律失常及各种传导阻滞,以室内阻滞较有特点。

(3)栓塞:以肺栓塞多见。绝大部分是细小动脉多次反复栓塞,表现为少量咯血或痰中带血,肺动脉高压等。周围动脉栓塞在国内较少见,可表现为脑、脾、肾、肠系膜动脉及肢体动脉栓塞。有栓塞者预后一般较差。

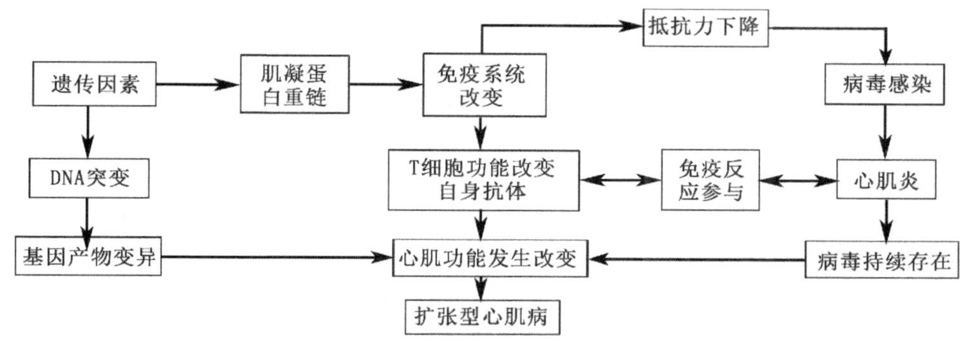

图 3-2 扩张型心肌病发病机制

四、辅助检查

(一)超声心动图检查

房室腔内径扩大,瓣膜正常,室壁搏动减弱、呈"大腔小口"样改变是其特点。早期仅左室和左房大,晚期全心大。可伴二、三尖瓣功能性反流,很少见附壁血栓。

(二)心电图检查

QRS 可表现为电压正常、增高(心室大)和减低。有室内阻滞者 QRS 增宽。可见病理性 Q 波,多见于侧壁和高侧壁。左室极度扩大者,胸前导联 R 波呈马鞍形改变,即 V_3、V_4 呈 rS,$V_{1R}>V_{2R}$,$V_{5R}>V_{4R}>V_{3R}$。可见继发 ST-T 改变。有各种心律失常,常见的有室性期前收缩、室性心动过速、房室传导阻滞、室内传导阻滞、心房颤动、心房扑动等。

(三)X 线检查

普大心影,早期肺淤血明显,晚期由于肺动脉高压和(或)右心衰竭,肺野透亮度可增加,肺淤血不明显,左、右室同时衰竭者肺淤血也可不明显。伴有心力衰竭者常有胸腔积液,以右侧或双侧多见,单左侧胸腔积液十分少见。

(四)SPECT 检查

核素心血池显像示左室舒张末容积(EDV)扩大,严重者可达 800 mL,EF 下降<40%,严重者仅为3%~5%。心肌显像左室大或左、右室均大,左室壁显影稀疏不均,呈花斑样。

(五)心肌损伤标志

CK-MB、cTnT、cTnI 可增高。心肌损伤标志阳性者往往提示近期疾病活动、心力衰竭加重,也提示有病毒及免疫因素参与心肌损伤。

(六)其他检查

其他检查包括肝肾功能、血常规、电解质、红细胞沉降率异常等。

五、诊断及鉴别诊断

(一)诊断

原发性扩张型心肌病目前尚无公认的诊断标准。可采用下列顺序:①心脏大,心率快,奔马律等心力衰竭表现;②EF<40%(UCG、SPECT、LVG);③超声心动图表现为"大腔小口"样改变,左室舒张末内径指数≥27 mm/m^2,瓣膜正常;④SPECT 示 EDV 增大,心肌显像呈花斑样改变;⑤以上表现用其他原因不能解释,即除外继发性心脏损伤。在临床上遇到难以解释的充血性心力衰竭首先应想到本病,通过病史询问、查体及上述检查符合①~④,且仍未找到可解释的原因即可诊断本病。

(二)鉴别诊断

扩张型心肌病应与所有引起普大型心脏的原因鉴别;心电图有病理性 Q 波者应与陈旧性心梗鉴别。

六、治疗

与心力衰竭治疗基本相同,但强调的是β受体阻滞剂及保护心肌药物(如辅酶 Q_{10}、B 族维生素)的应用见心力衰竭。

第四节 限制型心肌病

限制型心肌病以一侧或双侧心室充盈受限和舒张期容量降低为特征,收缩功能和室壁厚度正常或接近正常,可见间质纤维化。其病因为特发性、心肌淀粉样变性、心内膜病变伴或不伴嗜酸性粒细胞增多症。无论在西方国家还是我国,限制型心肌病都是少见的。男女之比为 3∶1,发病年龄多在 15~50 岁。

一、病因

限制型心肌病的病因目前仍未阐明,可能与非化脓性感染、体液免疫反应异常、变态反应和营养代谢不良等有关。有报道本病可以呈家族性发病，可伴有骨骼肌疾病和房室传导阻滞。心肌淀粉样变性是继发性限制型心肌病的常见原因。

二、病理

在疾病早期阶段，心肌活检可见心内膜增厚，内膜下心肌细胞排列紊乱、间质纤维化。随着病情的进展，患者的心内膜明显增厚，外观呈珍珠样白色，质地较硬，致使心室壁轻度增厚。这种损害首先累及心尖部，继而向心室流出道蔓延，可伴有心室内附壁血栓形成。患者心脏的心室腔可无增大，心房增大与心室顺应性减低有关。冠状动脉很少受累。病变发展到严重阶段时，心内膜增厚和间质纤维化显著，组织学变化为非特异性。

三、临床表现

临床表现可分为左心室型、右心室型和混合型，以左心室型最常见。在早期阶段，患者可无症状，随着病情进展出现运动耐量降低、倦怠、乏力、劳力性呼吸困难和胸痛等症状，这主要是由于限制型心肌病患者心排血量不能随着心率加快而增加所致。左心室型早期可出现左心功能不全的表现，如易疲劳、呼吸困难、咳嗽及肺部湿性啰音等。右心室型及混合型则以右心功能不全为主，如颈静脉曲张、吸气时颈静脉压增高、肝大、腹水、下肢或全身水肿。心脏可闻及第三心音奔马律。当二尖瓣或三尖瓣受累时，可出现相应部位的收缩期反流性杂音，心房压力增高和心房扩大可导致心房颤动。发生栓塞者并非少见。此外，血压常偏低，脉压小。除有心力衰竭和栓塞表现外，还可发生猝死。

四、辅助检查

（一）心电图

ST 段及 T 波非特异性改变。部分患者可见 QRS 波群低电压、病理性 Q 波、束支传导阻滞、心房颤动和病窦综合征等心律失常。

（二）胸部 X 线片

心影正常或轻中度增大，可有肺淤血表现，偶见心内膜钙化影。

（三）超声心动图

心室壁增厚和重量增加，心室腔大致正常，心房扩大。约 1/3 的病例有少量心包积液。较严重的病例可有附壁血栓形成。Doppler 心动图的典型表现是舒张期快速充盈随之突然终止。

(四)心导管检查

心房压力曲线出现右心房压升高和快速的Y下陷;左心充盈压高于右心充盈压;心室压力曲线上表现为舒张早期下降和中晚期高原波;肺动脉高压。

(五)心内膜心肌活检

右心室活检可证实嗜酸性粒细胞增多症患者的心内膜心肌损害,对心内膜弹力纤维增生症和原发性限制型心肌病的组织学诊断具有重要价值。

五、诊断和鉴别诊断

限制型心肌病临床诊断比较困难。对于出现倦怠、乏力、劳力性呼吸困难、胸痛、腹水、水肿等症状,及心室没有明显扩大而心房扩大的患者,应考虑本病。心内膜心肌活检有助于确定限制型心肌病,属原发性和继发性。本病主要与缩窄性心包炎进行鉴别诊断。

六、治疗

限制型心肌病缺乏特异性治疗方法,其治疗原则包括缓解临床症状、改善心脏舒张功能、纠正心力衰竭、针对原发病的治疗。

(一)对症治疗

1.改善心室舒张功能

钙通道阻滞剂可以防止心肌细胞钙超负荷引起的细胞僵直,改善心室舒张期顺应性,降低心室舒张末压,从而改善心室舒张功能。可试用地尔硫䓬30 mg,每天3次;或氨氯地平5 mg,每天1次;或尼群地平10 mg,每天2次。

β受体阻滞药能减慢心率,延长心室充盈时间,减少心肌耗氧量,降低室壁张力,从而有利于改善心室舒张功能。美托洛尔从小剂量开始使用(6.25 mg,每天2次),酌情逐渐增加剂量。

血管紧张素转换酶抑制剂可以常规应用,如卡托普利12.5 mg,每天2次;培哚普利4 mg,每天1次;或贝那普利5~10 mg,每天1次。

利尿药能有效地降低心脏前负荷,减轻肺循环和体循环淤血,降低心室充盈压,改善患者气急和易疲乏等症状。

2.洋地黄类药物

对于伴有快速性心房颤动或心力衰竭的患者,可选用洋地黄制剂,使用时必须给予小剂量且谨慎观察。

3.抗心律失常治疗

发生心房颤动者较常见，可选用胺碘酮转复和维持心律。对于严重的缓慢性心律失常患者，可置入永久性心脏起搏器。

4.抗凝治疗

为防止血栓形成，应给予阿司匹林抗血小板药物治疗。心腔内附壁血栓形成者，应尽早给予华法林或肝素治疗。

(二)特殊治疗

对嗜酸性粒细胞增多症及其引起的心内膜心肌病变，泼尼松和羟基脲或其他细胞毒性药物能有效地减少嗜酸性粒细胞数量，阻止内膜心肌纤维化进展。有报道，联合应用左旋苯丙氨酸氮芥、泼尼松和秋水仙碱对淀粉样变性有一定疗效，对心、肾功能损害较小。

(三)手术治疗

对严重的内膜心肌纤维化可行心内膜剥脱术，切除纤维性心内膜。伴有瓣膜反流者，可行人工瓣膜置换术。对于附壁血栓者，行血栓切除术。

七、预后

本病预后不良。有报道认为，手术后难治性心力衰竭可显著好转，术后随访2～7年未见纤维化病变复发。

第四章 内分泌科疾病

第一节 垂 体 瘤

一、概述

垂体瘤是一组起源于腺垂体的肿瘤。广义的垂体瘤还包括起源于神经垂体以及颅咽管残余鳞状上皮细胞的肿瘤。垂体瘤是中枢神经系统和内分泌系统常见的肿瘤，占所有颅内肿瘤的15%，国外调查显示垂体瘤的人群患病率约为77/100 000。在尸解中，直径<10 mm的垂体意外瘤检出率高达1/4，垂体影像学检查可在10%的正常个体中检出小的垂体病变。垂体瘤可发生于任何年龄的人群，男性略多于女性。垂体瘤绝大多数为良性肿瘤，垂体癌罕见。

(一)发病机制

垂体瘤的确切发病机制尚未清楚。X染色体失活方法已证实垂体瘤是单克隆增殖，提示垂体瘤是由于腺垂体单个细胞内的基因改变，导致细胞单克隆扩增所致。在生长激素(growth hormone，GH)瘤中大约40%的瘤组织存在激动型G蛋白α亚基基因的突变，但对其他垂体瘤的发病机制了解甚少。一些研究发现，垂体瘤的发生主要与癌基因激活和抑癌基因缺失或失活有关。另外，垂体肿瘤转化基因及局部细胞生长因子异常也对垂体肿瘤的发生发展起重要作用。分别简述如下。

1.癌基因

一些癌基因与垂体肿瘤发生有关，其中关于gsp癌基因家族的研究最多。生长激素腺瘤存在膜结合刺激因子GTP结合蛋白的α亚单位基因突变，认为α亚单位基因突变导致其内在的GTPase丧失，持续激活腺苷酸环化酶，促进

cAMP 合成，增加细胞内 Ca^{2+} 和 cAMP 依赖蛋白激酶活性，促使调节 cAMP 转录作用的 cAMP 反应元件结合蛋白磷酸化，造成细胞生长分化异常而引发肿瘤。垂体癌和催乳素（prolactin，PRL）腺瘤存在 *H-ras* 基因突变，但在垂体肿瘤 ras 激活是一种晚期事件，大多数垂体肿瘤没有 *ras* 基因突变，认为 *ras* 基因突变只能作为垂体肿瘤具有高度侵袭性的一种生物学标志。

2.抑癌基因

多发性内分泌腺瘤 1 型基因，被命名为 *menin* 基因，学者认为 *menin* 基因缺失与单克隆发生的垂体肿瘤有密切关系。随后许多研究证实它是大多数单克隆起源的垂体腺瘤的始发因素。*P53* 基因突变或缺失在人类肿瘤中十分常见，但在垂体肿瘤组织中 *P53* 基因异常的发生率低。此外，观察到 *P21*、*P27* 及 *P57* 可抑制周期蛋白依赖性激酶（cyclin-dependent kinase，CDK）；*P16*、*P18*、*P15* 及 *P19* 则特异性抑制 CDK4 及 CDK6。其中 *P16* 基因的主要作用是与细胞周期素 D 竞争性结合抑制 CDK 活性，阻止视网膜母细胞瘤易感基因（*Rb* 基因）磷酸化，防止细胞异常增殖。*Rb* 基因敲除会导致小鼠垂体中间部肿瘤发生，但在人垂体瘤的研究中并未经常发现 *Rb* 基因突变。

3.垂体肿瘤转化基因

垂体肿瘤转化基因是一种强有力的肿瘤转化基因，在各种人垂体腺瘤尤其是催乳素瘤中呈高水平表达，在侵袭性功能性垂体瘤中表达最高。垂体肿瘤转化基因的功能涉及抑制细胞周期中的姐妹染色单体分离、染色体不稳定、通过调节基本成纤维细胞生长因子（bFGF，FGF-2）的生成进而促进血管的形成和有丝分裂等。

4.其他促进因子

下丘脑激素如生长激素释放激素分泌过高会导致垂体生长激素细胞增殖，进而导致腺瘤的发生。但垂体瘤分泌激素常常呈自主性，不受下丘脑调控，手术全切肿瘤往往可以治愈该疾病，这提示肿瘤并不是由促进多克隆垂体细胞增殖的下丘脑激素刺激发生。能调节垂体细胞分泌和增殖的生长因子有成纤维细胞生长因子（FGF-2 和 FGF-4），在人垂体腺瘤组织中表达，参与了 PRL 的分泌、新生血管发生和催乳素瘤的发生。转化生长因子-α（TGF-α）转基因小鼠会发生催乳素瘤，反义抑制 TGF-α 的表达则抑制催乳素细胞增殖，其机制可能与介导雌激素引起的催乳素细胞增殖有关。雌激素能刺激催乳素细胞和促性腺素细胞有丝分裂，其在催乳素瘤细胞上的受体主要为 *ERβ* 基因所编码，表达丰富。催乳素瘤在女性多见，且在怀孕期间瘤体积增大可以以此解释。此外，雌激素还能激活垂体肿瘤转化基因、FGF-2 及其受体和 TGF-α、TGF-β。但使用大剂量雌激素的患者很少发生催乳素瘤，因而雌激素与垂体瘤的关系尚需进一步研究。近年来发现在垂体瘤组织中还富含 PPAR-γ，体外试验发现 PPAR-γ 的配体罗格列酮抑制垂体瘤细胞增殖，并促进其凋亡提示 PPAR-γ 参与了垂体瘤的发生。

(二)病理

垂体瘤大多数为良性腺瘤，少数为增生，腺癌罕见。肿瘤的体积大小不一，嗜酸性或嗜碱性腺瘤体积往往较小，而嫌色性腺瘤则常较大。小肿瘤生长在鞍内，大者往往向鞍外发展。小肿瘤常呈球形，表面有光滑的包膜，大者多数呈不规则的结节状，包膜完整，可压迫和侵蚀视交叉、下丘脑、第三脑室和附近的脑组织。第三脑室受压后可引起侧脑室扩大和积水。肿瘤偶尔也可侵蚀蝶骨并破坏骨质而长入鼻咽部。若为恶性肿瘤，则癌肿组织可浸润和破坏蝶鞍周围的结构。瘤内可出血、变性而形成囊肿。光镜下，嫌色性腺瘤细胞呈多角形或梭形，呈片状或条索状排列，细胞核较小、轻度不规则，呈圆形或椭圆形，胞质染色淡，可含有细颗粒或不含颗粒而呈透亮状。间质为丰富的薄壁血窦，瘤细胞可沿血窦排列成假乳头状。常可见到出血、囊性和钙化等变化。嗜酸性腺瘤的瘤细胞呈圆形或多角形，边界清楚，呈片状或丛状分布，细胞体积普遍比嫌色性腺瘤者大，核圆，有核仁，胞质丰富，内含许多较粗的颗粒，间质中血管较嫌色性腺瘤者少。嗜碱性腺瘤的瘤细胞为多角形或圆形，体积较大，细胞核圆形居中，胞质丰富，含有许多嗜碱性粗颗粒。间质中血管丰富，常呈玻璃样变性，部分腺瘤组织中可含一种以上的瘤细胞称为混合型腺瘤，常见的是嫌色细胞与嗜酸细胞的混合型。垂体腺癌或垂体瘤恶变时，常见瘤细胞较丰富、异形和核分裂，并见瘤细胞呈浸润性生长入蝶鞍周围组织，或有远处转移。电镜下发现生长激素腺瘤及催乳素腺瘤细胞内颗粒较大，可分为两种，一种为颗粒致密型，以催乳素细胞内颗粒最大，平均直径大约为 600 nm，最大可达 1 200 nm，伴错位胞溢，内质网明显，排列成同心轮状。生长激素细胞内颗粒次之，直径多数为 350～450 nm，两种细胞的粗面内质网与高尔基复合体均发达丰富。另一种为颗粒稀少型，颗粒小而稀，促肾上腺皮质激素(adrenocorticotropic hormone，ACTH)腺瘤细胞呈球形或多角形，核圆形或卵圆形，胞质基质深，粗面内质网和核糖体皆丰富，高尔基复合体明显，内含致密型颗粒，圆形或不规则形，直径为 250～450 nm。促甲状腺激素(thyroid-stimulating hormone，TSH)腺瘤及促性腺激素腺瘤极罕见。前者颗粒最小，直径为 100～200 nm，后者颗粒稀少，这两者以往均属嫌色细胞瘤。多形性腺瘤中以多种细胞同时存在为特征。用免疫组织化学法可识别不同细胞的分泌功能。

(三)分类

垂体腺瘤按不同的特征可有不同的分类方法。

1.按腺瘤是否具有分泌激素的功能和形态学分类

按腺瘤是否具有分泌激素的功能可分为功能性腺瘤和无症状腺瘤。按形态学分类可分为微腺瘤(直径≤1 cm)和大腺瘤(直径>1 cm),直径≥4 cm 的腺瘤称为巨腺瘤。

2.按肿瘤与周围结构的关系分类

按肿瘤与周围结构的关系,目前临床常用 Hardy-Wilson 分级方法。

Hardy 分为 5 级:①1 级,肿瘤直径在 10 mm 以内,鞍内生长;②2 级,肿瘤向鞍上伸展达 10 mm,充填了鞍上池;③3 级,肿瘤向鞍上扩展 10～20 mm,使第三脑室上抬;④4 级,肿瘤向鞍上扩展 20～30 mm,充填了第三脑室前部;⑤5 级,肿瘤向鞍上扩展>30 mm,到达侧脑室室间孔,常合并梗阻性脑积水。

Wilson 分级包括扩展/鞍上扩展,①0:无;②A:进入鞍上池;③B:第三脑室前隐窝消失;④C:第三脑室底完全移位,鞍旁扩展;⑤D:颅内(硬脑膜内);⑥E:进入海绵窦内或下方(硬脑膜外)。侵犯/转移:鞍底完整,蝶骨破坏,远处转移。

3.按免疫组化

按免疫组化可分为 GH 瘤、PRL 瘤、ACTH 瘤、TSH 瘤、促性腺激素瘤等。按肿瘤的生长特性可分为典型腺瘤、不典型腺瘤和垂体癌。目前比较公认的分类是综合腺瘤的临床及病理特征的临床病理分类(表 4-1)。

表 4-1　垂体瘤的临床病理分型及特点

细胞类型	病理占比(%)	临床占比(%)	年发病率($/10^6$)	患病率($/10^6$)	表达的 mRNA	免疫组化	电镜下分泌颗粒大小(nm)	临床表现
催乳素细胞瘤		29	6～10	60～100				
疏松颗粒型	28				PRL	PRL	150～500	性腺功能减退,溢乳
致密颗粒型	1				PRL	PRL	400～1 200	
生长激素细胞瘤		15	4～6	40～60				
疏松颗粒型	5				GH	GH	100～250	肢端肥大症或巨人症
致密颗粒型	5				GH	GH	300～700	

续表

细胞类型	病理占比(%)	临床占比(%)	年发病率($/10^6$)	患病率($/10^6$)	表达的mRNA	免疫组化	电镜下分泌颗粒大小(nm)	临床表现
生长激素和催乳素复合瘤		8						
生长激素细胞和催乳素细胞混合腺瘤	5				GH/PRL	GH/PRL	100～600	性腺功能减退,肢端肥大症,溢乳
催乳素生长激素细胞瘤	1				GH/PRL	GH/PRL	350～2 000	
嗜酸性干细胞瘤	3				GH/PRL	GH/PRL	50～300	
促皮质素细胞瘤			2～3	20～30				
皮质醇增多症	10	10			POMC	ACTH	250～700	皮质醇增多症
沉默的促皮质素细胞瘤	3	6			POMC	ACTH	大小不同	无
Nelson综合征	2				POMC	ACTH	250～700	占位效应症状
促甲状腺激素细胞	1	0.9			TSH	TSH	50～250	甲状腺功能亢进症
多激素腺瘤	10	4			GH/PRL	GH/PRL/糖蛋白	混合型	混合症状
无功能/无激素/促性腺激素细胞瘤		27	7～9	70～90				
非嗜酸细胞瘤	14				FSH/LHα	糖蛋白	<25%的细胞,100～250	无症状或垂体功能减退
嗜酸细胞瘤	6				FSH/LHα	糖蛋白	<25%的细胞, 100～250,布满线粒体	无症状或垂体功能减退
促性腺激素细胞瘤	7～15				FSH/LH	FSH/LH	50～200	无症状或垂体功能减退

二、临床表现

垂体瘤(尤其是微小腺瘤)早期临床表现很少,出现症状时主要有下列三大症候群。

(一)垂体本身受压症候群

由于腺瘤体积增大,瘤以外的垂体组织受压而萎缩,造成其他垂体促激素的减少和相应周围靶腺体的萎缩。临床表现大多为复合性,有时以性腺功能低下为主；有时以继发性甲状腺功能减退为主；偶有继发性肾上腺皮质功能低下；有时肿瘤压迫神经垂体或下丘脑而产生尿崩症。

(二)垂体周围组织压迫症候群

此类症候群在肿瘤较大、压迫垂体周围组织时发生，除头痛外多属晚期表现。

1.头痛

头痛多由于硬脑膜受压紧张所致，或鞍内肿瘤向上生长时由于蝶鞍膈膜膨胀引起，肿瘤生长到鞍外时，因颅底部脑膜及血管外膜(如颈内动脉、大脑动脉、Willis 动脉环等)均有痛觉纤维存在，垂体肿瘤可累及上述神经血管组织而引起头痛。

2.视力减退、视野缺损和眼底改变

肿瘤向前上方生长，往往压迫视神经、视交叉，视力减退可为单侧或双侧，甚至双目失明；视野改变可有单侧或双颞侧的偏盲。少数也可产生鼻侧视野缺损，视野向心性缩小往往是功能性的，临床定位意义不大；眼底可见进行性视神经色泽变淡，视盘呈原发性程度不等的萎缩，少数有视盘水肿。

3.下丘脑症候群

肿瘤向上生长可影响下丘脑功能和结构，发生下丘脑综合征。

4.海绵窦综合征、眼球运动障碍和突眼

此为肿瘤向侧方发展压迫和侵入海绵窦的后果。可使第Ⅲ、Ⅳ和Ⅵ对脑神经受损，产生相应症状。肿瘤向蝶鞍外侧生长累及麦氏囊使第Ⅴ脑神经受损，引起继发性三叉神经痛或面部麻木等功能障碍。

5.脑脊液鼻漏

少数患者肿瘤向下生长破坏鞍底及蝶窦，引起脑脊液鼻漏，还可并发脑膜炎，后果严重。

(三)腺垂体功能亢进症候群

1.巨人症与肢端肥大症

巨人症与肢端肥大症由于垂体腺瘤分泌过多的生长激素所致。

2.皮质醇增多症

皮质醇增多症由于垂体腺瘤分泌过多的促肾上腺皮质激素引起。

3.溢乳-闭经综合征

溢乳-闭经综合征由于垂体分泌过多的催乳素所致，女性高达 60%。

4.垂体性甲状腺功能亢进症

极少数垂体腺瘤分泌过多的促甲状腺激素而发生甲状腺功能亢进症，其特

点为血 TT_3、TT_4、FT_3、FT_4升高，而血 TSH 未被抑制，且不受促甲状腺激素释放激素兴奋，也不被 T_3所抑制。有甲状腺功能亢进症，一般不伴眼征，有头痛、视野缺损等症。

5.Nelson 综合征

由于双侧肾上腺被全切除后，垂体失去了肾上腺皮质激素的反馈抑制，原已存在的垂体瘤进行性增大，分泌大量促肾上腺皮质激素和(或)黑色素细胞刺激素(为 ACTH 与 β-LPH 的片段)。全身皮肤往往呈进行性色素沉着，以及垂体瘤逐渐增大而产生垂体的压迫症候群。血浆 ACTH 及促黑素细胞激素测定明显升高。

6.促性腺激素腺瘤

促性腺激素腺瘤并不少见，瘤细胞一般呈嫌色性，少数为嗜酸性。患者年龄发病高峰在50～60 岁，男性显著多于女性。大多数患者因巨大腺瘤造成压迫症候群。男性常表现为阳痿、不育。FSH 虽升高但无活性，LH 高于正常者少见，α-亚单位、FSH 或 LH 亚单位升高，血睾酮正常或低于正常。

垂体卒中是指垂体突然出血或梗死而引起的综合征。多见于垂体瘤较大、生长迅速、放疗或服用溴隐亭后。临床表现为突发剧烈头痛、高热、眼肌麻痹、视力减退、视野缺损、恶心、呕吐、颈强直、神志模糊，甚至死亡。

三、检查

影像学检查是诊断垂体瘤的重要方法之一，包括头颅平片、蝶鞍体层摄片、磁共振、CT 扫描、正电子发射体层成像检查等。

(一)头颅平片及体层摄片

垂体瘤在鞍内生长，早期体积小者并不影响蝶鞍。此后，肿瘤继续增大，引起轻度局限性的骨质改变，于薄层分层片上可发现蝶鞍一小段骨壁轻微膨隆、吸收或破坏，见图 4-1。继之则呈典型鞍内占位性改变，蝶鞍前后径、深径、宽径和体积超过正常，蝶鞍扩大呈杯形(如图 4-2)、球形或扁平形。向鞍旁生长则呈鞍旁占位改变，鞍底呈双重轮廓，肿瘤巨大者可破坏鞍背和鞍底。垂体瘤出现病理钙化斑的占 1.2%～6.0%。

(二)MRI 检查

MRI 对软组织分辨率好，是垂体瘤首选的影像诊断手段，可发现 3 mm 的微腺瘤，并能提供肿瘤的确切形状、大小、生长方向，及肿瘤与周围软组织包括鞍上池、第三脑室、视交叉、海绵窦的关系。钆造影剂增强 MRI 能够发现绝大多数的垂体瘤，显示为较正常垂体组织低信号病灶，可能由于垂体腺瘤血供相对不丰富的原因。腺瘤还可造成蝶鞍扩大、垂体和垂体柄的偏移。图 4-3 示垂体瘤与垂体胶样囊肿 MRI 的表现。

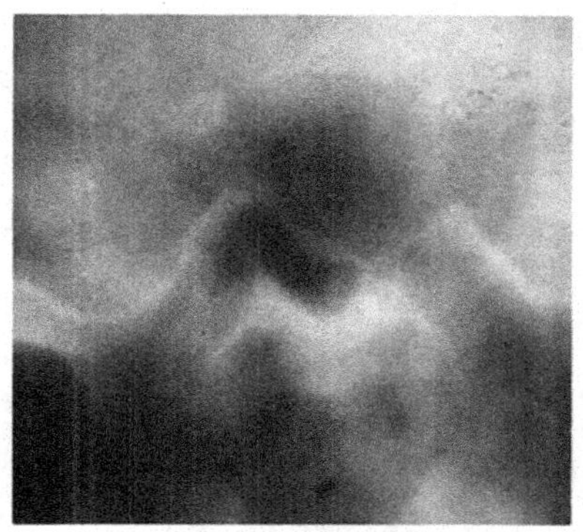

图 4-1 垂体瘤蝶鞍正位薄体层摄影

显示鞍底轻度凹陷，手术证实 0.6 cm 直径肿瘤

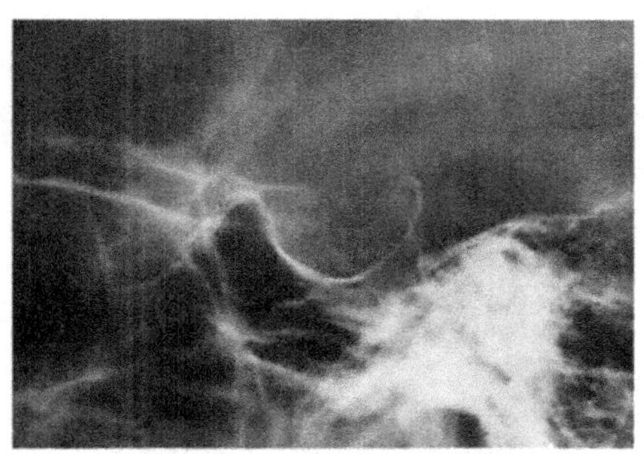

图 4-2 垂体瘤蝶鞍(侧位片)

显示蝶鞍呈杯形扩大

(三)CT 扫描检查

CT 对骨结构分辨率好，可用于显示鞍底和床突的形态及肿瘤对骨质的侵犯。CT 还能够有效发现钙化，从而鉴别垂体瘤和颅咽管瘤、脑膜瘤。此外，CT 还用于发现出血、转移病灶。平扫示垂体瘤肿块的密度略高于脑质，周围脑池和脑室含低密度的脑脊液，均可被 CT 扫描所发现。肿瘤向上生长，突破鞍膈，则可见鞍上池变形乃至大部分闭塞，其中可见等密度或略高密度肿块，肿瘤中可见坏死或囊性低密度区；肿瘤可突入第三脑室前部和两侧脑室前角的下方，并有脑室积水表现；蝶鞍扩大，鞍背变薄、倾斜。肿瘤向下生长，膨入蝶窦内而于蝶窦内

出现圆形软组织影。增强检查肿瘤呈均一或周边明显强化，边界更加清楚可见（图 4-4）。

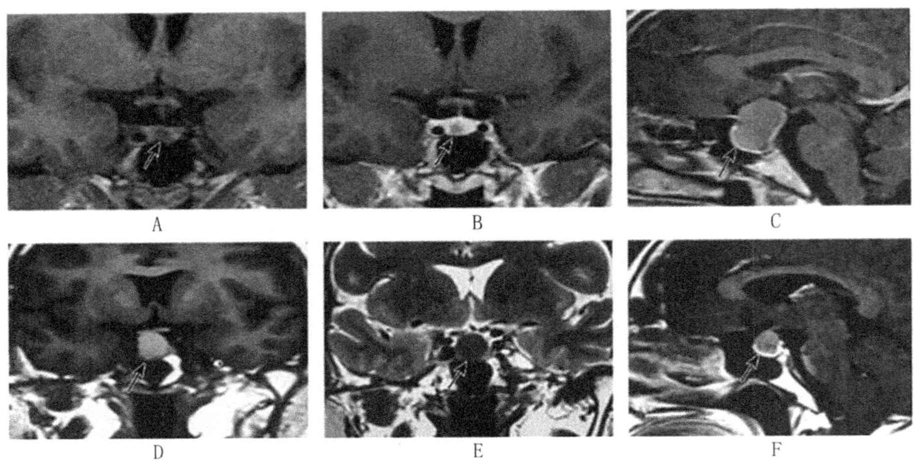

图 4-3 磁共振扫描示垂体瘤与垂体胶样囊肿的表现

A.垂体微腺瘤，冠状面 T_1WI 平扫，垂体内可见病灶呈稍低信号（箭头），鞍底稍下陷；B.垂体微腺瘤冠状面 T_1WI 增强扫描，可见病灶呈低强化（箭头），周围正常垂体明显强化；C.垂体大腺瘤矢状面 T_1WI 增强扫描，可见鞍底明显下陷（箭头）；D.垂体胶样囊肿冠状面 T_1WI 平扫，病灶呈类圆形均匀高信号（箭头），边缘光滑；E.垂体胶样囊肿冠状面 T_2WI 平扫，病灶呈类圆形均匀低信号（箭头）；F.垂体胶样囊肿矢状面 T_1WI 增强扫描，病灶无明显强化，其下部可见受压变扁的明显强化的垂体（箭头），二者分界清晰

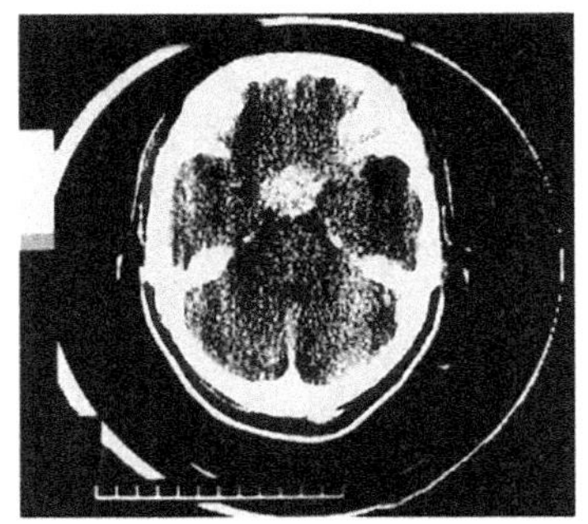

图 4-4 注射造影剂后 CT 扫描

垂体瘤向鞍上生长，静脉注射造影剂后作 CT 扫描显示鞍区有一直径约 2.5 cm 圆形密度增高影

（四）正电子发射体层成像

正电子发射体层成像可以观察到垂体瘤的血流量、局部葡萄糖代谢、氨基酸

代谢、蛋白质合成、受体密度和分布等生理和生化过程，能用于区别治疗中的肿瘤坏死和复发。[18]氟代葡萄糖正电子发射体层成像对垂体瘤的显示较CT好，与MRI相近，而正电子发射体层成像与CT或MRI一起检查，可提高15%～20%的阳性率。但昂贵的价格限制了正电子发射体层成像用于垂体瘤的诊断。

（五）SPECT检查

采用放射性标记的多巴胺受体激动剂SPECT显像可用于鉴别催乳素瘤和无功能腺瘤；而采用放射性标记的生长抑素扫描可用于诊断异位ACTH综合征。

四、诊断与鉴别诊断

垂体腺瘤是最常见的鞍区占位的病因，一般按照影像学检查、血生化检查诊断并不困难。但仍需注意与其他鞍区占位的原因相鉴别。

（一）颅咽管瘤

颅咽管瘤是来源于颅咽管的上皮肿瘤，可能由于残留的胚胎颅咽管鳞状细胞或腺垂体细胞化生导致，是儿童鞍区占位最常见的原因。5～14岁和50～74岁是发病高峰年龄段。颅咽管瘤多位于鞍上，在CT平扫上囊液表现为低密度，增强后则表现为混合密度影，钙化常见。在MRI上颅咽管瘤固体成分表现为T_1等信号或低信号、囊内容物为T_1低信号T_2高信号，增强后固体成分强化，在T_2上表现为高低混合信号。而垂体瘤一般密度较均匀，较易鉴别。

（二）垂体胶样囊肿

垂体胶样囊肿是一种先天性发育异常，一般认为来源于胚胎时Rathke囊的残余。多数患者没有临床症状，但如囊肿进一步发展，可压迫下丘脑、垂体和漏斗部导致头痛、垂体功能低下、高催乳素血症和其他内分泌功能障碍。垂体胶样囊肿一般为圆形或类圆形，囊内容物多变，多数局限于鞍内，部分向鞍上扩展，完全位于鞍上的少见。在CT上多为低密度，少数为等密度、高密度或混杂密度，钙化少见。在MRI上，依据囊内容物蛋白含量不同，在T_1WI上可表现为低信号、等信号或高信号，在T_2WI上表现为高信号。如囊内容物为血液物质，则表现为T_1高信号T_2等信号。增强后一般无强化。

（三）颅内生殖细胞瘤

位于鞍区或鞍上的生殖细胞瘤可累及下丘脑垂体系统，导致垂体功能减退、尿崩症等，累及视交叉可导致视力损害、视野缺损，与垂体瘤表现相似，需进行鉴别。鉴别点主要是发病年龄、性别、影像学表现。生殖细胞瘤好发于儿童和青少年,患者尿崩症常见,因此对于儿童和青少年,尤其是尿崩症患者需注意鉴别生殖细胞瘤。生殖细胞瘤一般男性多见,但位于鞍区的生殖细胞瘤女性更多见。在 MRI 上肿瘤表现为 T_1 等信号、T_2 等信号或高信号,增强后明显强化。在 CT 上,肿瘤实体部分高密度,增强后明显强化,钙化少见。如诊断存在疑问,可采用诊断性放疗或立体定向活检。

(四)空泡蝶鞍

空泡蝶鞍是指蛛网膜下腔疝入鞍内,按发病机制的不同,可分为原发性和继发性。MRI 是诊断本症最好的手段,表现为蝶鞍增大,鞍底下陷,鞍内充满脑脊液信号,垂体受压变扁,上缘凹陷,增强后垂体内信号无异常,垂体柄延长至鞍底,位置居中或略后移,视神经上抬,垂体与视神经距离延长。

(五)原发性垂体炎

原发性垂体炎是指非继发于其他部位炎症或全身性疾病而发生的垂体炎性病变,可分为 4 种类型:淋巴细胞性垂体炎、肉芽肿性垂体炎、黄瘤病性垂体炎、坏死性垂体炎。目前尚缺乏有效的手段在术前进行鉴别,确诊需依赖经蝶垂体活检,排除感染后也可采用诊断性糖皮质激素治疗进行鉴别。

(六)原发性甲状腺功能减退症继发垂体增生

原发性甲状腺功能减退症可导致垂体瘤样增生。鉴别诊断主要依据甲状腺功能减退症(后简称“甲减”)症状、甲状腺激素降低、TSH 水平升高。在 MRI 上,垂体表现为均匀弥漫性增大,增强后明显均匀强化,垂体柄无偏移。本症经甲状腺激素替代治疗后,垂体可完全恢复正常。有机构的数据显示,此类患者甲状腺激素替代治疗 1～6 个月,增大的垂体完全恢复正常。

五、治疗

垂体瘤治疗的目的包括解除占位效应、纠正激素的过度分泌、改善垂体功能低下、尽可能保存正常的垂体功能。治疗垂体瘤的手段:①手术治疗;②放疗;③药物治疗。治疗手段的选择需充分评估各种手段的优点、风险,医师和患者需对此有充分的认识,治疗应个体化。

(一)手术治疗

1.手术目的

通过切除肿瘤以解除腺瘤对视交叉及鞍区周围组织的压迫及破坏,减少或制止有功能性腺瘤分泌垂体促激素过多所产生的症状，并解除瘤压迫垂体所造成的垂体促激素不足，及相应周围腺体功能低下或萎缩所引起的临床症状。

2.手术方法

目前有经蝶窦及经颅两种途径。

(1)经蝶窦手术：目前已是治疗垂体瘤的首选方法。手术指征：①腺瘤向鞍下生长至蝶窦内者最宜用此手术入路；②肿瘤向上轻度生长未影响下丘脑及第三脑室者；③垂体腺瘤伴有脑脊液鼻漏者；④有或无功能性垂体小腺瘤可用此入路做选择性肿瘤切除；⑤垂体卒中；⑥视交叉前固定，肿瘤向交叉后生长，临床常有旁中央暗点；⑦患者全身状况较差，不能耐受开颅手术者；⑧药物抵抗、不耐受药物瘤者；⑨患者个人选择、大腺瘤希望短期内怀孕；⑩需要组织学诊断等。

疗效：据报道术后视力与视野恢复或改善者占 70%左右，对有功能的垂体腺瘤术后内分泌症状有明显好转甚至消失。

(2)经颅手术：方法中最常应用者为经额下入路（硬膜内或硬膜外），少数可用颞侧入路及经额经蝶窦入路。经颅手术优点是手术野显露清楚，尤适用于肿瘤明显向鞍上及鞍外生长者，缺点是手术并发症及病死率较高。手术指征：①肿瘤向鞍上生长引起视交叉受压，下丘脑及第三脑室受压引起脑积水等症状者。②肿瘤向鞍前生长达到颅前窝额底者。③垂体卒中。④放疗效果不满意或有恶化者。⑤有功能性或无功能性腺瘤产生临床垂体功能亢进或减退症状者。以上情况均应采用经额下入路。⑥肿瘤向鞍旁或鞍后生长者宜采用经颞侧入路（鞍后生长者可切开天幕手术）。⑦有人认为巨大肿瘤向上生长影响下丘脑者适用于经额经蝶窦手术以增加全切除的机会及减少手术危险性。

疗效：国内 305 例患者经手术治疗后，视力恢复正常或进步者占 62.2%，视野恢复或进步者占 58.3%。术后内分泌症状有改善的则为数不多。

手术的目标是要切除肿瘤，尽量不损伤正常垂体的功能。有时，在经过精确的诊断评估后，发现肿瘤为散在分布或无法确定肿瘤位置，可采用垂体半切甚至垂体全切，多见于库欣病患者。

手术的效果很大程度上取决于手术医师的经验和技术。肿瘤的大小、侵袭程度和术前垂体功能也对手术的疗效存在重大影响。手术并发症包括暂时的和永久性并发症。暂时的并发症主要包括脑脊液鼻漏、一过性尿崩症和抗利尿激素分泌失调综合征，发生于大约 20%的患者，其他还包括蛛网膜炎、脑膜炎、术后精神异常、局部血肿、动脉壁损伤、鼻出血、局部脓肿、肺栓塞、发作性睡病等。永久性并发症（不到 10%）有尿崩症、全或部分垂体功能减退、视力受损、抗利尿激素分泌失调综合征、血管闭塞、中枢神经系统损伤、鼻中隔穿孔等，手术死亡率不到1%，主要与脑血管、下丘脑直接损伤、术后脑膜炎、脑脊液漏、颅内积气、急性心肺疾病、麻醉相关并发症和癫痫相关。术中多采用内镜、神经导航系统(无框架立体定向设备)帮助提高肿瘤全切概率和手术安全性。

(二)放疗

放疗可分为外照射和内照射。外照射是国内常用的方法。近年来高能射线发展，已取代了常规X线治疗。内照射有放射性核素钇-90(^{90}YC)、金-198(^{198}Au)。放疗目前主要作为手术和内科药物治疗的辅助手段。放疗指征：①诊断肯定而存在手术禁忌者；②手术无法完全切除，手术后仍存在激素过度分泌或占位效应者；③手术后复发，肿瘤不大，暂不宜再行手术者；④术后存在复发可能的病例，特别是复发的库欣病；⑤单纯放射性治疗后复发病例，相隔至少1年后再放疗。但多次放疗可引起脑部并发症[累积剂量最好不超过100 Gy(10 000 rad)]。生长激素瘤和催乳素瘤多数对药物治疗反应良好，一般不推荐放疗。但对于药物抵抗的侵袭性催乳素瘤，放疗有助于避免进一步的侵袭。

1.外照射

(1)高能射线治疗：国内外一般采用钴-60(^{60}Co)或加速器6 MV-X外照射方法治疗垂体瘤。对小的肿瘤采用三野照射即两颞侧野加一前额野，大的肿瘤偶尔可用两颞侧野对穿照射。一般照射野为5 cm×5 cm，较大肿瘤可适当放大。每周5次，每次200 cGy，总剂量为45～55 Gy，4.5～5.5周完成。儿童照射总剂量为40～45 Gy/4～5 w。照射可能发生的并发症有急性脑水肿、脑组织放射性损伤、肿瘤内出血、局部皮肤及骨骼损害、垂体恶变及空泡蝶鞍等。

(2)重粒子放疗：α粒子束、质子束、负π介子、快中子等优点为发射出的照射剂量在射程过程中近于相同，而在达到末端时，照射剂量明显增高。①α粒子束照射：总剂量为35～80 Gy(3 500～8 000 rad)，分4次照射，5天内完成。②质子束照射：总剂量为35～100 Gy(3 500～10 000 rad)，分12次照射，2周左右完成。

(3)立体定向放射神经外科治疗(γ刀)：手术时先安装定位架行CT或MRI扫描，计算出靶点坐标，通过调整活动手术床位置，使靶点与射线聚焦点吻合，继而实施照射治疗。γ刀有201个钴-60(^{60}Co)源，通过半球形头盔上的准直仪将射线集中到靶点上，使受照组织内达到较高剂量的射线，而周围组织射线剂量锐减，不至于产生损伤。通常照射剂量为20～50 Gy，照射时间为10～20分钟，疗效为80%～90%。

2.内照射

内照射即通过开颅手术(额路)或经鼻腔穿过蝶窦途径将放射性物质植入蝶鞍当中进行放射。①^{198}Au:剂量需限制在15～20 mCi。②^{90}YC:治疗剂量为5～10 mCi(相当于50～100 Gy)。

总体而言,放疗作为手术和药物治疗的辅助手段,对于手术无法全切或手术有禁忌的病例可以作为首选。γ刀治疗的并发症主要有腺垂体功能减退,该情况多发生在放疗10年以后,故需要长期随访。放疗后可伴有持续性催乳素升高,机制可能是放射线损伤下丘脑-垂体血管网络和部分损伤分泌多巴胺的神经元所致的。照射剂量<10 Gy时极少对视神经产生影响,也未见继发性脑瘤的发生。

放疗的不良反应如下。①垂体功能减退:常见,主要由于放疗损伤下丘脑和垂体所导致。放疗后10年,约80%的患者出现垂体功能减退,因此,接受放疗的患者需终身随访垂体功能,并在必要时给予替代治疗。②继发性脑瘤:包括胶质瘤、脑膜瘤等,文献报道其发生于放疗后6～24年。继发性脑瘤的发病率<5%,儿童的风险相对高于成人。发生继发性脑瘤的风险与放射的剂量相关,目前采用的适形放疗技术能够降低发生的风险。③脑血管病:那些出现放疗相关垂体功能减退的患者病死率更高,机制尚不清楚,可能与动脉粥样硬化闭塞性病变相关。④视力损伤:发生于2%的患者。但接受放射手术治疗的患者发生视力损伤的风险极低,可以忽略。⑤脑坏死:有患者出现颞叶萎缩、囊肿、弥漫性脑萎缩的报道。也有认知功能障碍,主要是记忆力减退的报道。

(三)药物治疗

按腺垂体功能情况,治疗上可分为2组。

1.腺垂体功能减退者

根据靶腺受损的情况,给以适当的替代补充治疗。

2.腺垂体功能亢进者

(1)多巴胺激动剂:常见为溴隐亭、培高利特、喹高利特和卡麦角林。多巴胺激动剂不仅抑制PRL的合成,而且抑制PRL m RNA和DNA的合成以及细胞增殖、肿瘤的生长,同时减少胞质体积,导致细胞空泡形成和细胞破碎以及细胞凋亡。可以治疗高催乳素血症中催乳素瘤。多巴胺兴奋剂对TSH腺瘤患者也有一定的疗效。溴隐亭虽能刺激正常垂体释放生长激素,但能抑制肢端肥大症中生长激素细胞分泌生长激素,可用于治疗,但剂量较大,从7.5 mg/d到60 mg/d甚至更大剂量。有多种新型的多巴胺兴奋剂如喹高利特及长效溴隐亭用于临床,疗效较溴隐亭佳、作用时间长、不良反应小。

(2)赛庚啶:此药为血清素受体抑制剂,可抑制血清素刺激 ACTH 释放激素,对库欣病及 Nelson 综合征有效。一般每天 24～32 mg,有嗜睡、多食等不良反应。

(3)生长抑素类似物:生长抑素(somatostatin,SS14)能抑制肢端肥大症 GH 分泌,但 SS 血中半衰期短,且有反跳现象,故无临床使用价值。应用八肽类似物又称奥曲肽,及新长效型生长抑素类似物兰瑞肽治疗肢端肥大症获较好疗效。它对 TSH 腺瘤患者也有效,可使腺瘤缩小,视野缺损状况改善,TSH 与 T_4 下降。一般用于腺瘤手术和(或)放疗后。新型的生长抑素类似物帕瑞肽,能够与生长抑素受体亚型 1、2、3 和 5 结合,抑制 ACTH 分泌。小规模的临床试验发现帕瑞肽能够使 75%的库欣病患者血皮质醇降低,使 20%的患者尿皮质醇恢复正常。

(4)生长激素受体拮抗剂:培维索孟是生长激素受体的拮抗剂,能够阻断胰岛素样生长因子 1(insulin-like growth factor 1,IGF-1)的生成,还能够结合 GH 受体二聚体,并与生长激素结合蛋白相互作用。每天注射 20 mg 培维索孟能够使 90%的肢端肥大症患者 IGF-1 恢复正常,特别适用于生长抑素类似物抵抗的肢端肥大症患者,也可与生长抑素类似物合用。不良反应包括一过性转氨酶升高、注射部位炎症和脂质营养不良。

(5)其他:PPAR-γ 配体罗格列酮能抑制垂体瘤细胞增殖并促进其凋亡,及显著抑制小鼠垂体瘤的生长。其机制为抑制细胞周期,阻止静止期细胞由 G0 进入 G1 期。因而罗格列酮可能成为治疗垂体瘤(尤其并发糖代谢紊乱)的一种新的方法。

六、预防

目前没有明确的预防垂体瘤的方法,应该做的是密切观察个人身体变化,尽量避免与化学毒物和放射线的密切接触,或者接触时做好个人防护。加强体育锻炼增强体质,养成良好的生活习惯,定期去医院做体检,有问题早发现,早治疗等。

第二节 甲状腺炎

甲状腺炎是由自身免疫异常、感染、药物和放射线等多种原因导致甲状腺组织损伤的一组异质性疾病。按发病急缓可分为急性、亚急性、慢性甲状腺炎。按病理可分为化脓性、肉芽肿性、淋巴细胞性甲状腺炎等。而按症状则分为疼痛性、无痛性甲状腺炎等。

一、急性化脓性甲状腺炎

(一)概述

急性化脓性甲状腺炎(acute suppurative thyroiditis,AST)是一种罕见的甲状腺非特异性感染疾病。甲状腺包膜完整、血供丰富、组织内含有高浓度的碘离子,具有较强的抗感染力,如无一些特殊情况一般不易发生化脓性感染。

致病菌常常是多种细菌混合性感染,如葡萄球菌与链球菌,以及革兰氏阴性杆菌与厌氧菌等,艾滋病、白血病、糖尿病等免疫功能低下或缺陷患者可出现真菌、肺囊虫等感染。感染途径以经梨状窝瘘(胎生期的第四鳃囊残遗段)最多。约70%的急性化脓性甲状腺炎患者为12岁以下的儿童,且感染大都出现在甲状腺左侧。因甲状腺结节细针穿刺检查等发生坏死、囊变引起的化脓性感染则主要发生于中老年患者。

(二)临床表现

患者常在上呼吸道感染或甲状腺结节细针穿刺之后,出现前颈部甲状腺侧叶肿大、疼痛以及吞咽困难、甲状腺局部皮肤表面可有红斑与热感,并伴有发热性疾病的全身症状及颈部淋巴结肿大。

(三)检查

白细胞计数、红细胞沉降率与C反应蛋白含量均明显升高。甲状腺功能大多正常,甲状腺组织破坏严重时可出现轻微的一过性甲状腺毒血症。甲状腺细针穿刺可抽取到含有大量中性粒细胞的脓液并培养出病原体。超声波、CT显示脓肿样的影像。

(四)诊断与鉴别诊断

急性化脓性甲状腺炎的确诊通常是依靠临床表现和相关辅助检查等。AST

需与以下疾病进行鉴别。

1.亚急性甲状腺炎

亚急性甲状腺炎患者常出现甲状腺侧叶自发疼痛与压痛并伴有发热性疾病的全身症状、红细胞沉降率与C反应蛋白含量均明显升高,但一般白细胞计数正常或轻微升高。细针穿刺细胞学检查显示多核巨细胞和其他炎症细胞。超声波检查显示其特征性影像。

2.结节性甲状腺肿大伴结节急性出血

出血结节常伴自发疼痛与压痛,但病变外的甲状腺组织无疼痛也无发热及全身症状。甲状腺功能与红细胞沉降率均正常。

3.甲状腺恶性肿瘤

甲状腺恶性肿瘤多为结节性,坚硬而固定。一般无自发疼痛与压痛。超声波、CT等检查显示恶性肿瘤影像。细针穿刺细胞学检查见恶性肿瘤细胞。

(五)治疗

可用广谱抗生素进行初步治疗,明确病原体后调整抗生素种类。有脓肿时应切开引流,必要时行甲状腺侧叶部分切除手术。一般较少出现气管梗阻、纵隔炎等严重并发症。但是若不摘除梨状窝瘘本病可能还将复发。

(六)预防

养成良好的生活习惯;锻炼身体,增强机体抵抗力,且要避免外伤;积极治疗疾病,对已有甲状腺疾病的患者应进行筛查,在医师指导下积极进行治疗,防止诱发急性甲状腺炎。

二、亚急性甲状腺炎

(一)概述

亚急性甲状腺炎(subacute thyroiditis,SAT)或又称DeQuervain甲状腺炎、肉芽肿甲状腺炎。本病为非化脓性甲状腺炎,是疼痛性甲状腺疾病中发病率最高的疾病。

1.病因

该病病因尚未完全阐明,一般认为与病毒感染有关。证据:①发病前通常有上呼吸道感染史,发病情况常随季节变动,发病率在夏季最高,与肠道病毒的感染发病高峰存在相关性。②患者血中存在病毒抗体,如柯萨齐病毒抗体、腮腺炎病毒抗体以及流感病毒抗体等(抗体的效价滴度和病期一致)。但是亚急性甲状腺炎的原因是病毒的确切证据尚未找到。

此外，中国人、日本人等亚急性甲状腺炎与*HLA-Bw35*有关联，但也有患者与*HLA-Bw35*无关。

2.病理

甲状腺大多肿大，质地较硬实。切面仍可见到透明的胶质，其中有散在的灰色病灶，显示胶质有不同程度的消失。显微镜下见病灶部甲状腺滤泡组织被肉芽肿组织所替代，其中有大量慢性炎症细胞、组织细胞和吞有胶质颗粒的多核巨细胞形成，病变与结核结节相似，所以有肉芽肿性或巨细胞性甲状腺炎之称。

(二)临床表现

本病多见于中年女性，典型者病程可分为早期甲状腺毒血症、中期甲减以及恢复期。

1.早期

起病多急骤，呈发热，伴有怕冷和全身乏力等。最特征性的表现是甲状腺部位疼痛或压痛，并常向颌下、耳后或颈部等处放射，吞咽时疼痛加重。甲状腺病变范围不一，可从一叶开始，之后扩大转移到另一叶，病变腺体肿大、坚硬，压痛显著。病变广泛时，滤泡内甲状腺激素以及非激素碘化蛋白质一过性大量释放入循环中，因而除感染的全身表现外，病后数周内部分患者尚可伴有甲状腺毒症的临床表现。

2.中期

当甲状腺滤泡内甲状腺激素由于感染破坏组织结构而发生耗竭，甲状腺滤泡组织尚未修复前，血清甲状腺激素浓度降至甲状腺功能减退的水平，临床上也可转为甲减。

3 恢复期

上述症状逐渐改善，甲状腺肿或结节也渐消失，也有不少病例遗留小结节以后慢慢吸收。95%的患者甲状腺功能恢复正常，但5%的患者可持续存在甲减。仅2%的患者会复发亚急性甲状腺炎。

在轻或不典型病例中，甲状腺仅略肿大，疼痛和压痛也轻微，无发热等全身症状，临床上也未必有甲状腺毒症或甲减的表现。本病病程长短不一，可持续数周甚至半年以上，一般为2～3个月。

(三)检查

红细胞沉降率明显增高，C反应蛋白含量也有相似升高的表现，但白细胞计数正常或轻微升高。甲状腺激素水平升高，T_3与T_4比值偏低，反映了甲状腺内储存激素的比例，TSH降低或检测不到。24小时摄碘率明显低下（＜5％），抗甲状腺过氧化物酶抗体，抗甲状腺球蛋白抗体等甲状腺自身抗体通常为阴性，也有部分患者的甲状腺自身抗体一过性轻微升高，随着病情好转而消失。超声波检查在其活动期时，常能显示出与压痛部位一致的不规则形状低回声病灶。细针穿刺的涂片可见多核巨细胞和其他炎症细胞。

（四）诊断与鉴别诊断

亚急性甲状腺炎的诊断，主要根据其临床表现与实验室检查，患者有甲状腺肿大、结节、疼痛及压痛，伴有全身症状，临床可初步拟诊本病。结合实验室检查，红细胞沉降率明显升高，甲状腺吸碘率可降至5％以下，血清T3、T4增高，TSH降低，该特征对诊断本病有重要意义。

亚急性甲状腺炎需与以下疾病相鉴别。

1.急性化脓性甲状腺炎

此病常可出现前颈部甲状腺侧叶肿大伴疼痛或压触痛，并伴有发热性疾病的全身症状和颈部淋巴结肿大。白细胞计数及红细胞沉降率与C反应蛋白浓度均明显升高。甲状腺功能一般正常。细针穿刺细胞学检查显示大量中性粒细胞浸润，抽取液培养出病原体。超声波、CT出现脓肿样的显像。

2.无痛性甲状腺炎

此病可出现一过性甲状腺毒症症状，但无前颈部甲状腺侧叶疼痛或触痛以及全身发热症状，红细胞沉降率也正常，且一般具有自身免疫性甲状腺疾病的背景，所以抗甲状腺自身抗体滴度均明显升高。

3.结节性甲状腺肿大伴结节急性出血

出血结节常伴自发疼痛与压痛，但病变以外的甲状腺组织无疼痛也无其他全身症状。甲状腺功能和红细胞沉降率均正常。

（五）治疗

本病为自限性疾病，治疗仅仅是缓解症状。一般采用阿司匹林等非甾体类药物足以控制症状。如症状改善不明显或病情较重者可考虑使用糖皮质激素，如泼尼松20～40 mg/d，以缓解症状，但激素并不能缩短其病程，因此症状一缓解，即可减量维持（10～20 mg/d，4～6周）。β受体阻断药可控制甲状腺功能亢进（后简称“甲亢”）症状，甲状腺激素替代治疗可在甲减时期有症状患者中使用。

（六）预防

规律运动，增强体质，预防感染。合理膳食，荤素搭配。生活节制，注意休息，劳逸结合，保持乐观、积极向上的生活态度，养成良好的生活习惯对预防亚急性甲状腺炎有益。

三、慢性淋巴细胞性甲状腺炎

(一)概述

慢性淋巴细胞性甲状腺炎(chronic lymphocytic thyroiditis,CLT)，也称为桥本甲状腺炎(Hashimoto's thyrotitis,HT)，由日本的桥本首次报告。HT 是自身免疫性甲状腺炎的一个主要类型，且以淋巴细胞浸润为其病理特征，因此有人将两者同等使用。HT 也是最常见的自身免疫性甲状腺疾病。

本病的发病率为 1%～2%，男女比例可达(1∶5)～(1∶10)。好发年龄为30～50 岁。

1.发病机制

HT 的发生是以遗传与环境等多种因素的相互作用为基础的器官特异自身免疫异常的疾病。

本病具有一定的家族聚集现象，约 50% 的本病患者具有家族史；同卵双生子中，HT 发生的一致性比例远高于异卵双生子，这些资料显示其发病机制与遗传易感基因密切相关。HT 是一种多基因遗传疾病。主要组织相容性复合物(MHC，又称人类白细胞相关抗原，HLA)是最早被确认为 HT 的易感基因，也是对 HT 发生风险影响最强的一个基因。在欧美人中 *HLA-DR3*、*HLA-DR4*、*HLA-DR5* 与桥本甲状腺炎和产后甲状腺炎相关，*HLA-DRB4* * 0101 与日本人 HT 发病有关。细胞毒性 T 淋巴细胞相关蛋白 4(CTLA-4)的 3'UTR 的 SNP 位点、TSH 受体基因也同样是 HT 重要的易感基因、其他甲状腺球蛋白等多基因都可能与其发病相关。

富碘地区 HT 的发病率明显高于缺碘地区，而缺碘地区补碘后 HT 的发病率也明显上升。我国开始实行加碘盐后也有同样情况出现。实验研究结果显示，碘过量时可引起遗传易感动物株甲状腺炎；同样约 50%BB 鼠的甲状腺组织内出现淋巴细胞浸润、甲状腺球蛋白抗体滴度升高。有研究认为过量碘可以增加甲状腺球蛋白的抗原性。上述各种报告均显示，膳食中的碘与本病的发生关系密切。

核辐射可能也是 HT 的一个致病因素。乌克兰核电站核泄漏事故后，受到核辐射的儿童中 HT 的发病率明显增加，但是具体发病机制尚未清楚。此外硒缺乏、感染也是其中的重要环境因素。

单体 X 染色体的 Turner 综合征患者中自身免疫性甲状腺炎的高发病率提示 X 染色体长臂上的遗传基因与其发病具有密切相关性，此外雌激素可以增强自身免疫反应。

2.免疫机制

本病的自身免疫异常机制，目前尚未完全明了。一般认为由于甲状腺特异的 $CD4^+CD25^+$ 调节 T 淋巴细胞先天性量或质的异常，引起自身免疫耐受破绽，甲状腺内大量淋巴细胞浸润，并产生各种抗甲状腺自身抗体，包括抗甲状腺球蛋白抗体（TGAb），抗甲状腺过氧化物酶抗体（TPOAb），以及抗促甲状腺激素受体抗体（TRAb）等。TPOAb 是补体固定的抗体，对甲状腺细胞有直接的细胞毒性破坏作用，因此高滴度 TPOAb 是亚临床甲减进展为明显甲减的一个预测因子。TGAb 则是通过免疫复合物沉淀对甲状腺滤泡细胞产生毒性作用。而抗促甲状腺受体刺激阻断抗体（TSBAb）可以阻断 TSH 与其受体结合，引起甲状腺功能低下。有研究报告日本、韩国的萎缩性甲状腺炎患者中 75％为 TSBAb 阳性。

不仅体液免疫，细胞免疫也参与 HT 的自身免疫反应，其甲状腺组织内浸润的 T 淋巴细胞是以与细胞免疫相关的 Th1 细胞为主。被激活的 Th1 细胞产生干扰素（IFN）-γ，刺激甲状腺滤泡细胞分泌白介素（IL）-1β，诱导 HT 的滤泡细胞 Fas 表达，Fas 与 Th1 细胞的 Fas 配体（FasL）相互作用引起的甲状腺细胞凋亡，是导致甲状腺组织破坏的一个重要通路。此外，IFN-γ、肿瘤坏死因子（TNF）-α 等细胞因子还诱导甲状腺滤泡细胞表达 TNF 相关性凋亡诱导配体（RAIL）、一个与 Fas 同源死亡配体，引起细胞凋亡，是导致甲状腺组织破坏的又一个通路。但是这些不同的通路在 HT 中，引起的甲状腺组织破坏的程度以及范围目前尚未明了。而且不同通路的作用是因人而异的。

本病与毒性弥漫性甲状腺肿（也称 Graves 病）同为器官特异自身免疫性甲状腺疾病。在同一患者中 Graves 病常可出现在 HT 之前或之后；Graves 病患者停止抗甲状腺药物后，在长期缓解中出现甲减等，均显示两疾病关系密切、具有相同的自身免疫基础。此外，HT 患者常常并发其他自身免疫疾病，如 1 型糖尿病、艾迪生病、类风湿关节炎、恶性贫血、系统性红斑狼疮等。

3.病理

甲状腺腺体表面苍白，切面均匀呈分叶状，无坏死。整个甲状腺或局部腺体内、间质内可出现弥漫性淋巴细胞、浆细胞等炎症细胞浸润，并形成生发中心淋巴滤泡、纤维增生、滤泡细胞萎缩或增生，细胞质呈嗜酸性变性。

(二)临床表现

甲状腺常呈对称性肿大、无疼痛、质地较坚韧,表面凹凸不平,肿大程度不一、从轻微到巨大至压迫气管等周围器官。也有少数患者由于病情发生急性变化,出现疼痛,并伴有短暂的甲状腺毒症。约10%的HT是萎缩性甲状腺炎,一直被认为是本病的终末期,但是研究结果则发现其可能与TSH受体非依赖性的甲状腺生长阻断抗体,以及TSBAb的存在有关。个别患者由于血清中TSBAb与TSAb交替出现,而引起Graves病与萎缩性甲状腺炎在同一患者中相互转换。多数HT患者的甲状腺功能正常,也有相当部分患者具有亚临床甲状腺功能减退,但是进展缓慢,每年大概有5%的HT患者进展为显性甲减,故也称为潜在性自身免疫甲状腺炎。桥本脑病是一种极少见的综合征,表现为肌阵挛和脑电图显示慢波活动,可进展为精神错乱、昏迷乃至死亡,皮质醇治疗有效,同时存在自身免疫甲状腺炎,但通常无甲减。

此外,一些患者可出现甲状腺相关性眼病,占到甲状腺功能正常甲状腺相关性眼病的大部分。但是本病患者则较少出现局部胫前黏液水肿。

(三)检查

90%HT患者的TPOAb血清滴度、20%~50%HT患者的TGAb血清滴度升高,但是在诊断HT时,TGAb正确率比TPOAb更高。萎缩性甲状腺炎患者大多为TSBAb阳性。处于亚临床甲减时,TSH轻微升高而T_3、T_4则正常。显性甲减时T_3、T_4降低而TSH明显升高。

甲状腺核素扫描显示核素分布不均匀,缺乏特异性。吸碘率在甲状腺功能低下及萎缩性甲状腺炎的患者中减低。部分患者由于甲状腺分泌无活性的碘化物,则可引起吸碘率增高。

甲状腺超声波显像示腺体内部超声回声减弱、欠均匀、呈弥漫性改变。细针细胞穿刺活检的细胞涂片示成堆淋巴细胞,甲状腺滤泡细胞出现Hürth细胞样变化。

(四)诊断与鉴别诊断

甲状腺自身抗体(TPOAb,TGAb)阳性或甲状腺肿大(弥漫性、质地坚韧)的患者,无论其甲状腺功能如何,均应疑为本病,同时进行超声波等进一步检查,必要时也可做细针细胞穿刺活检。此外还需与以下疾病进行鉴别诊断。

1.甲状腺恶性肿瘤

甲状腺恶性肿瘤多为结节性、坚硬而固定、可有淋巴结肿大。甲状腺淋巴瘤是在 HT 基础上发生的，当甲状腺肿快速增大，并有疼痛或压痛时，应做活检与甲状腺淋巴瘤以及其他甲状腺恶性肿瘤的进行鉴别。

2.单纯性甲状腺肿

甲状腺肿较柔软、甲状腺自身抗体阴性，甲状腺功能也正常。

(五)治疗

大多数 HT 患者甲状腺功能正常，甲状腺肿大也较轻微，所以无需治疗。对于明显甲减者应使用甲状腺素激素制剂替代治疗，一般可予甲状腺素 40～160 mg/d，或左甲状腺素钠按体重 1～2 μg/(kg·d)。年龄大者，特别是伴有心血管疾病的患者应从小剂量(12.5～25.0 μg/d)开始治疗。亚临床甲减患者中 TSH 值>10 U/L 时，80%将发展成明显甲减，所以也应予以替代治疗。

对于甲状腺肿大者，可以短期(6 个月)使用甲状腺素激素制剂以抑制 TSH，缩小甲状腺肿。部分患者在使用抑制治疗 6 个月后，甲状腺肿可缩小 30%。但由于甲状腺素激素制剂的种种不良反应，以及疗效的不确定性，一般不常规或长期使用。少数压迫气管以及周围器官的巨大甲状腺肿，以及个别患者出现甲状腺肿伴持续性疼痛时，使用药物治疗后无效，可施以手术治疗。

(六)预防

可通过避免接触有害物质、保持健康的生活方式、定期体检等办法来预防。

四、无痛性甲状腺炎

(一)概述

无痛性甲状腺炎，又称为寂静性甲状腺炎。其临床特征为甲状腺一过性无痛性肿大与甲状腺功能异常(可出现甲亢、甲减、恢复正常三阶段)。后来有学者发现无痛性甲状腺炎与妊娠分娩及流产关系密切，并首先提出产后无痛性甲状腺炎即产后甲状腺炎。而非产后无痛性甲状腺炎又被称为散发性无痛性甲状腺炎。本病在各年龄段都可发病，多发生于 20～50 岁，男女比是 1∶7。

本病是自身免疫性甲状腺炎的一个类型，*HLA-DR3*、*HLA-DR4*、*HLA-DR5* 为易感基因。一般认为本病是由于自身免疫异常(不明原因)加重，导致甲状腺内滤泡细胞组织结构发生短暂、可逆的破坏，致使甲状腺激素漏至循环中，引起短暂的甲状腺毒症。随后再出现一段时间的甲减，因此也被认为是一种破坏性甲状腺炎。一般认为妊娠期，母体免疫系统为对带有父系抗原的胎儿排斥最小，耐受程度达到最大，而处于适当抑制状态。产后免疫抑制解除，妊娠期间一直寄居于母体的组织中的胎儿微嵌合细胞对抗母体甲状腺抗原的免疫反应(类似于移植物抵抗宿主反应)得以激活;以及辅助T淋巴细胞的型转化等引起的产后免疫反跳与产后甲状腺炎发病有一定的相关性。也有研究报告显示,吸烟是产后甲状腺炎发生的危险因子,吸烟者比非吸烟者更易发生产后甲状腺炎。吸烟可影响免疫系统,使肺单核吞噬细胞的清除功能发生变化,产生较多的细胞炎症因子。此外胺碘酮、α-干扰素、白介素、锂剂等药物均可引起无痛性甲状腺炎,但是确切的发病机制尚未明了。

(二)临床表现

大部分患者常伴有无痛性轻度甲状腺肿大,呈弥漫性、质地较硬。甲状腺功能变化为一过性甲状腺毒症或甲减,呈单一或双相病程。典型双相病程是一过性甲状腺毒症之后出现甲减。甲状腺毒症期一般持续2～6周,可出现心悸、乏力、怕热等Graves病甲亢样的症状,之后约40%的患者可出现6～12个月的甲减。少数患者甲减的发生先于甲状腺毒症期。也有一些患者这两个阶段彼此独立不相关或仅有甲状腺毒症期,或只是单纯甲减,有时类似于双相病程。多数患者甲状腺功能自行恢复正常,约20%的患者成为永久甲减。产后甲状腺炎一般发生在分娩后1～6个月,80%的患者在一年内甲状腺功能恢复正常,但是在以后的妊娠分娩后复发的概率是70%。胺碘酮、α-干扰素、锂等药物诱导的无痛性甲状腺炎可在服用药物后任何时间发生,持续时间也较长。

腺体内局灶性淋巴细胞、浆细胞浸润,但无生发中心淋巴滤泡形成,也无纤维增生和细胞质嗜酸性变性。

(三)检查

甲状腺毒症期,血清T_3、T_4均明显升高,血清T_3/T_4比值偏低。摄碘率<5%,或摄锝率低下。大多数患者的甲状腺过氧化物酶抗体、甲状腺球蛋白抗体阳性。偶有患者出现TSH受体抗体。红细胞沉降率正常或轻微升高。

(四)诊断与鉴别诊断

1.Graves病

无痛性甲状腺炎甲状腺毒症期临床症状及生化异常(T_3、T_4升高,TSH降低)与Graves病甲亢(尤其是无突眼、甲状腺肿大不显著病例)非常相似,但由于两者发病机制和预后不一样,治疗方法也不同(前者只需对症处理,而后者则需抗甲状腺药物治疗),所以临床上,两者的鉴别诊断则显得十分重要。虽然核素摄碘检查(吸碘率在Graves病升高,在无痛性甲状腺炎则降低)是经典的鉴别诊断方法，但是在一部分患者如产后哺乳期是禁忌的。而 TRAb 检测，T_3/T_4 比值、甲状腺彩色多普勒超声波检查（前者甲状腺内血供丰富、流速高，后者相反）则具有一定的鉴别诊断意义。

2.HT

无痛性甲状腺炎甲减症期的临床症状与 HT 引起的原发性甲减同样严重，持续4～6 个月，之后大多缓解。但是有一部分患者需长期甲状腺激素替代治疗，常与原发性甲减难以鉴别诊断。

3.各种类型甲状腺炎临床特征比较

各种类型甲状腺炎临床特征比较见表 4-2。

表 4-2 各种类型甲状腺炎临床特征比较

甲状腺炎	临床表现	甲状腺功能	TPOAb 或 TGAb	C 反应蛋白，红细胞沉降率	白细胞计数
急性化脓性甲状腺炎	发热，甲状腺肿大伴疼痛	正常	阴性	明显升高	明显升高
亚急性甲状腺炎	发热，甲状腺肿大伴疼痛	短暂甲状腺毒症，甲减后恢复正常	阴性	明显升高	正常，或轻度升高
桥本甲状腺炎	甲状腺肿大	正常或甲减	阳性	正常	正常
无痛性甲状腺炎	甲状腺轻度肿大	短暂甲状腺毒症，甲减后恢复正常	阳性	正常	正常

（五）治疗

无痛性甲状腺炎的甲状腺毒症期若症状明显，一般给予 β 肾上腺受体阻断药对症处理。而对于较严重、长久的甲减可予以甲状腺激素替代治疗，替代治疗时间一般认为应持续 6 个月，之后逐步判断是否有永久性甲减。

（六）预防

（1）保持情绪的稳定，不良的情绪可能是导致甲状腺疾病的主要诱因之一。

（2）饮食清淡，避免吃过于辛辣刺激性的食物以及肥甘厚味的油腻食品，多吃新鲜的蔬菜和瓜果，同时多吃一些富含有维生素 C 的水果。避免吃煎炸类的食物、烧烤类的食物、大肉类的食物、油炸类的食物等。

（3）保持良好的生活习惯，保持良好的睡眠，同时配合一些体育锻炼提高人体的免疫力，可以预防无痛性甲状腺炎的发生。比如在平时可以进行游泳、骑自行车、长跑、跳绳、爬山等运动，但是也要讲究劳逸结合，避免过度的大强度运动，主要以有氧运动为主。

第三节 骨质疏松症

一、概述

骨质疏松症是骨强度受损，骨折风险性增高的一种代谢性骨病，是老年期常见的多发病。

(一)定义

世界卫生组织843技术文件将骨质疏松定义为，骨质疏松症是以骨量低下，骨组织微结构破坏为特征导致骨脆性增加易致骨折的全身性骨病。美国国立卫生研究院的专家讨论会定义为，骨质疏松症是以骨强度下降，骨折风险度增加的一种骨骼疾病；骨强度主要反映骨密度和骨质量的完整性。两种定义基本类同，无本质差异。鉴于病因的多源性，文献中也提出过骨质疏松综合征或"正常的骨容量中骨数量的减少"等描述。

(二)分类

骨质疏松症通常分为原发性和继发性。原发性骨质疏松症是指绝经后骨质疏松症和老年女性和男性的老年性骨质疏松症；继发性骨质疏松症是指其他明确的或特殊的疾病引起的骨量丢失，如其他器官系统疾病、肿瘤和药物所致的糖皮质激素过多症等。有些涉及性激素(如生殖激素缺乏的病症)，如运动相关的无月经、催乳素瘤既可属继发性骨质疏松症，也可看成是原发性骨质疏松症的变异类型。

由于骨代谢病理生理机制的不断阐明，骨质疏松症的分类学也经历着一个发展过程。Albright和Reifenstein将原发性骨质疏松症分成两种类型，一类与妇女绝经后雌激素低下有关，另一类与老年期肾上腺雄激素产生减少(肾上腺功能停滞)有关，后者被随后的研究否定。Riggs和Melton根据临床和实验资料提出退行性骨质疏松症的分类，可再分成两类明确的综合征——Ⅰ型骨质疏松症(绝经后)和Ⅱ型骨质疏松症(老年性)。Ⅰ型是指妇女绝经后20年之内出现的骨质疏松症，与Albright所不同的是除雌激素降低外还具有其他致病因素以区别正常绝经后妇女，其特征是骨折主要发生在松质骨成分相对较多的部位，如椎体、前臂远端部位，上下颌骨也含有一定量的松质骨，因此牙齿脱落增加也是Ⅰ型骨质疏松症的特征之一。Ⅱ型主要发生在70岁后，男女两性均可发生，是一种年龄相关的骨丢失，与多种因素有关，包括长期的骨重建不平衡，食源性钙和维生素D的适当摄入与否，肠道对矿物质的吸收，肾对矿盐的处理能力，以及甲状旁腺激素分泌状态等因素。骨折主要发生在既含松质骨又含皮质骨的部位，最典型的Ⅱ型骨质疏松骨折是髋部骨折，也包括骨盆、肱骨近端、胫骨近端部位的骨折。

Frost等则根据引起骨量减少的生物力学改变进行了新的诊断分类。这种分类与患者所伴随的临床症状和(或)骨量减少的严重程度无关，是一种全新的分类方法，分述如下。

1.生理性骨量减少

生理性骨量减少是指由于长期的肌肉衰萎和(或)慢性疾病引起的身体长期不活动状态造成的骨强度和骨量减少，而骨塑建和骨重建过程仍正常进行，所以在这种情况下，自主活动将不会引起骨折和(或)骨痛。大多数老年人及一些慢性病患者都会发生这种骨量减少(与他们年轻时的骨量相比较)。这些患者通常都是在经历创伤后才发生骨折，以四肢骨骨折最为常见，如腕部和髋部骨折。这种生理性骨量减少可以影响到男性、女性、老人和儿童。一般情况下，生理性骨量减少不伴有骨自身的异常。

2.真性骨质疏松

真性骨质疏松是指骨塑建和(或)重建过程的异常使骨强度和骨量降低。骨重建过程中骨质吸收过多，细微损伤不但不能得到修复而且不断积累；骨塑建过程则不能在需要部位加强骨强度和骨量。在这种情况下，一般的自主活动就能够引起骨折和(或)骨痛发生。与生理性骨量减少不同，真性骨质疏松更多地影响到女性，儿童则极少发生(骨形成不全除外)。真性骨质疏松引起骨折和(或)骨痛的主要受累部位是脊柱(胸椎和腰椎)，当然，外伤同样会引起四肢骨骨折。真性骨质疏松是由于骨自身的异常而发生的。

3.混合状态

对于一些患者，上述两种情况的特征将以不同的形式相结合而表现出来。

4.暂时性骨质疏松

在发生严重的创伤时，如烧伤、多发骨折或脊柱融合愈合的情况下，经常可以看到局部的骨量减少。而当创伤愈合后，恢复了正常的生理活动，大多数的骨量减少都将自行恢复。对于这一现象的解释或许是由于活动减少和局部加速现象导致了这种暂时性的骨量减少，或许还不应该被看作是一种疾病。局部加速现象：创伤和其他不良刺激通常会引起机体受累局部所有正在进行的生物活动加强，包括局部血液灌注加强、细胞代谢转换加速以及免疫活动加强等（也包括骨的塑建与重建过程）。这将有助于创伤的愈合，但同时也可能对组织产生伤害，这种全新的骨质疏松的分类方法仅是以病理生理过程为基础，目前还不能确定其具体的诊断标准。

不论原发还是继发，根据骨代谢转换特点还可分成高转换型和低转换型两类。绝经期后的骨质疏松大多属原发性Ⅰ型、高转换型。

（三）流行病学

骨质疏松症的流行病学研究涉及两大方面：骨质疏松症和骨质疏松性骨折的流行病学。

1.流行病学调研的基本条件

（1）骨量测定是调研的基本条件：骨量的丢失以及其他（如骨转换率的改变、微小骨折的修复率、松质骨的骨小梁联结性丧失率等）影响骨质量和结构的因素，使骨的强度下降，也可列入调研项目，但目前尚缺少客观指标。尽管引起骨折的危险因素是多种多样的，但骨量是骨强度的重要因素，且是非创伤性的测量方法，符合骨质疏松骨量减少的原理。骨量减少本身可影响骨的质量，骨量不仅是诊断也是提供预后的一个指标。骨量是指解剖意义上骨容量，即单位体积内骨的数量，而骨组织主要由胶原（占 30%）和矿盐（主要为羟磷灰石，占 70%）组成，目前广泛应用的骨量测定仪主要是测量矿盐的含量以表示骨量，骨矿物质含量（bone mineral content，BMC）表示每厘米长度中的骨量（g/cm），骨密度（bone mineral density，BMD）表示每平方厘米中骨的量（g/cm^2）。

（2）确定骨质疏松症的定义，确定骨量诊断的定值：应用骨量测定法研究骨质疏松症的发病率和患病率取决于骨量定值的选择。最简单直接诊断骨质疏松的方法是确定一个“骨折阈值”的骨量，以 BMD 为例，确立的定值应包括大多数骨质疏松性骨折的患者。

目前骨质疏松的诊断阈值是建立在年轻健康女性人群 BMD 或 BMC 的分布上。骨骼发育成熟的成人，BMD 或 BMC 值呈正态分布，以年轻健康女性的 BMD 或 BMC 的均值和标准差（X±SD）为基准进行比较，借此建立白人妇女以骨度为依据的诊断分类如下。

正常：＞－1.0 SD。

骨量低下：－1.0～－2.5 SD。

骨质疏松：≤－2.5 SD。

重度骨质疏松：≤－2.5 SD伴有一处或多处骨折。

根据流行病学的研究，诊断标准适合大多数病例，尤其对髋部骨折的患者，每低一个标准差骨折的相对危险度增加1.5～3.0倍，可说明疾病的严重性。

(3)诊断的局限性：应用世界卫生组织诊断标准开展流行病调查仍有其局限性。①骨质疏松的诊断阈值。世界卫生组织骨质疏松的诊断标准是以年轻成人的BMD或BMC的均值和标准差作为参考值和参考范围的。骨质疏松和正常人(非骨质疏松)的数值分布曲线总是存在着不同的定义重叠，无法截然分开。此外，不论采取什么统计方法，都是以95%分布作为正常范围，这就意味着总会有5%的"正常人"超出"正常范围"。因而用年轻健康成人的BMD或BMC分布最低1/4作为骨质疏松的诊断阈值应考虑到定义重叠性。②男性骨质疏松的诊断阈值。目前可适当参考女性的诊断标准，但仍需进行研究。③选择测定部位和数量。在一个部位已发生骨质疏松改变并不意味其他部位也已出现，因而对2个或更多部位测定会提高患病率，也可提高对骨折的预测价值。④建立本地区、同一民族的年轻人BMD或BMC参考值，如仅利用检测仪器工厂提供的参考值将造成误导。⑤检测技术的局限性。各种检测仪器的准确度，精密度有差异。目前无任何一种技术能测出真正的骨密度，测定值与骨组织实际存在的矿物质含量(灰重)总有差距；其次不论单能还是双能骨密度仪都是单向投射测出BMC(g/cm)，最常见的是前后位投射，如在2个人体测定椎体的BMC都是15 g，而椎体的面积分别是12 cm^2、15 cm^2，折算成BMD分别为1.25 g/cm^2和1.00 g/cm^2，真正的BMD应分别是0.456 g/cm^3和0.31 g/cm^3，这样彼此就差30%，这些因素都能影响骨质疏松的检出度。各种检测BMD或BMC仪器的准确度大多使用体模或骨组织的体外测定法来评估，其与活体的情况大致密切相关，尤其与那些软组织成分较多的部位骨组织，变异范围从2%至10%不等。各种检测技术的精度应同时考虑在群体检测时的差异范围，群体差异范围可达50%，取决于使用的检测技术和是否按正规的操作规范，如果精度误差达10%以上，就不能应用于诊断骨质疏松。⑥骨关节炎和骨周围软组织成分的变化影响BMD或BMC值。椎体前后位尤其在老年人，可受椎体肥大性改变，周围软组织(后纵韧带，椎间、脊间韧带，主动脉等)钙化而使BMD或BMC值增高，掩盖了椎体本身BMD或BMC的低下状态。其次围绕在椎体周围肌肉的厚度、脂肪、气体个体差异大，都会影响BMD或BMC的值。

2.骨质疏松症的患病率

各地区大多采用世界卫生组织的骨质疏松诊断开展流行病学调查，即按骨密度值低于年轻成人参考范围 2.5 SD 来评估。

(1)骨质疏松症是一种年龄相关性疾病，人口老龄化程度越高，患病人数越多。我国目前是世界人口大国，也是老年人口数量最多的国家，按世界卫生组织诊断标准在全国东北、华北、华东、中南和西南五大行政区对 40 岁以上汉族人群的抽样调查结果显示，以椎体和股骨颈 BMD 值为基础，骨质疏松症患病率分别为 9.9%和 11.1%(男性分别为 17.0%和 5.8%，女性分别为 12.2%和 15.5%)；60 岁以上人群分别为 14.2%和 13.2%患有骨质疏松症。

(2)骨质疏松症的患病率与年龄有关，年龄愈大，患病率愈高。以双能 X 射线骨密度仪髋部 BMD 值按世界卫生组织 T-评分诊断标准评定，骨质疏松患病率在我国 40～49 岁女性中仅为 0.2%，50～59 岁为 5.2%，而在 80 岁以上人群组高达 53.3%；与欧美各国报道彼此大致接近，从 50 岁至 85 岁的妇女，患病率可从 5%增加至 50%。

(3)骨质疏松症患病率在不同地区和民族之间存在差异。我国幅员辽阔，民族众多。由于分布地域不同，生活方式差异很大，骨质疏松患病率也有明显差异。以 40 岁以上女性的股骨颈 BMD 值患病率统计，中南地区最高(24.1%)，其次为东北地区(19.8%)、西南地区(15.9%)、华东地区(9.9%)和华北地区(9.1%)。香港地区以腰椎和股骨颈 BMD 计算，骨质疏松症患病率分别为 15%和 18.8%。在五大行政区同一地区城乡之间无显著性差异。在西方国家也存在类似情况，在美国 50 岁以上的髋部骨质疏松患病率白人妇女为 17%，墨西哥裔妇女为 14%，而非洲裔妇女中仅 6%。BMD 值也显示种族之间的差异，如腰椎 BMD 非裔美国妇女高于白人妇女 18.8%，而索马里妇女又低于白人妇女 4%，但股骨颈的 BMD 非裔和非洲妇女明显高于白人妇女，因此进一步了解不同大陆地域、不同民族的 BMD 值差异有助于解释髋部骨折的地理差异性。

(4)男性骨质疏松症患病率的研究少于女性的研究，我国流行病学调查结果显示男性患病率也很显著，但明显低于女性。尤其在 60 岁以后，女性患病率明显高于男性。在不同人种之间男性骨密度值的研究显示，50 岁以上中国男性的腰椎和股骨颈 BMD 值分别低于白人男性 5.6%和 3.4%。

(5)非裔美国男性股骨颈 BMD 值高于白人男性 15%，因而骨质疏松的患病率也相应减少。饶有兴味的是非裔男性之间也有差异，如居住在 Tobago 岛的男性非裔加勒比人 BMD 值高于非裔美国男性 10%～12%，尽管祖先多数来自西非，可能居住在Tobago岛非裔加勒比人与其他民族通婚较少。随着男性期望寿命较女性有更大的增长，骨质疏松症的患病率男性的增长速度也会高于女性。阐明BMD高值的原因和因素，将有助于制定合适的预防策略。

3.骨质疏松性骨折的流行病学

骨质疏松症的临床前期为骨丢失期，临床期为骨折，因此从骨折的发病率和患病率来研究骨质疏松症流行病学也是一个重要方法。

骨质疏松性骨折具有3个明确的特征：①女性发病率明显多于男性；②骨折发生随增龄呈指数增加；③对含有松质骨成分较多的骨骼部位可以进行骨折预测。髋部、椎体、前臂远端、肱骨近端和股骨远端部位的骨折具有这种特点，且是骨质疏松症常见的骨折类型。其他部位的骨折如颅骨、胫腓骨等不具备这些流行病学的特点。

骨质疏松性骨折是属于骨脆性增加导致骨折的一种疾病，所谓脆性骨折是指在无外伤或轻微外伤情况下引起的骨折。所谓轻微外伤一般是指人体高度内处理日常生活活动过程中发生的骨折。骨折发生有一个过程，即骨对应力反应的过程，当骨组织所受应力只要稍高于骨的强度时，骨折即可发生，由微细骨折经骨折演进期，发展为完全骨折。对一般创伤性骨折，这一过程可在瞬间完成；但对于疲劳性骨折或应力骨折，当骨骼出现微细骨折时，外伤继续反复作用于骨，最终导致骨折。此种骨折的过程为渐进性，发展较缓慢，如重度骨质疏松时，椎体可在单纯身体重力作用下发生骨折和变形，即所谓自发性骨折。四肢骨折的发展尽管可因骨质疏松导致骨强度显著减弱而出现，但绝大多数仍然要有轻微的暴力创伤因素存在，但仍有少数例子可出现自发性骨折。

(1)骨质疏松症最常见的骨折部位：为椎体、髋部和腕部。约40%的年龄50岁以上美国白人妇女、13%的白人男性在其生命过程中至少经历一次有临床症状的脆性骨折。我国某地区报道，60岁以上的老人骨折总患病率在城区为20.10%(男15.58%，女23.45%)，在农村地区为8.83%(男2.04%，女9.81%)；骨折发生部位也以前臂远端、髋部和椎体为主，在城区老年前期不论男性和女性以前臂远端为主，老年期男性髋部骨折略多见，女性以前臂远端、椎体和髋部为主；在农村男性老年人在老年前期和老年期骨折无专一好发部位，女性与城区情况类似。

1)髋部骨折。指股骨近端股骨颈部位的内或外骨折，该处皮质骨和松质骨约各占50%。髋部骨折的发病率随增龄呈指数增加。

髋部骨折呈明显的季节性。在温带地区冬天发生率高，可能与气温降低所致的神经肌肉功能障碍和冬季缺乏阳光导致的维生素 D 缺乏有关。

不同地区的髋部骨折发生率差异大，在欧洲国家之间可相差 7 倍；提示除基因因素外，环境因素、生活方式起重要作用。

髋部骨折的病死率男性高于女性，年龄愈大，病死率愈高，约有 10%的髋部骨折患者在骨折后 6 个月内死亡，>50 岁以上的 8%的男性患者和 3%的女性患者在骨折住院期间死亡；髋部骨折后 1 年，男性病死率为 36%，女性则为 21%。法国学者的研究显示，骨折后 3 个月内病死率为 21%，男性为女性的2 倍。髋部骨折 2 年后的病死率与无骨折的同年龄人群相同。骨折前已并存其他疾病且健康状况原已较差的患者，则病死率更高。

髋部骨折后生活质量明显降低，骨折后 1 年，40%的患者仍然丧失独立行走能力，60%的患者日常生活自理需要家政帮助，80%的患者无法恢复骨折前的独立生活能力（如使用交通工具、购物等）。所有患者中约 25%需借帮助才能完成日常生活自理，50%需入护理院。

2）椎体骨折。长期以来其流行病学较难获得，因为大多椎体骨折为无症状型，难以进行放射摄片法普查，其次对胸腰椎放射侧位摄片椎体变形评估缺乏统一标准。目前已应用形态计量法和半定量法应用于流行病学研究。欧洲椎体骨质疏松研究结果显示，在 36 个国家 50～79 岁 15 570 例老年人中，椎体骨折患病率为 12%，年发病率在 65 岁以上的女性为 1%，男性为 0.5%。我国应用胸腰椎侧位放射性摄片形态计量法和半定量方法对 50 岁以上的妇女研究结果显示，总患病率为 15%，呈增龄性增高，80 岁以上者为 36%～39%，仅 1/5 的骨折患者去医院诊疗。不同椎体骨折发病情况各国差异性小，患病率随增龄可从 5%增至 30%。

男性的椎体骨折发病率明显低于女性，50～54 岁和 75～79 岁人群中，男性发病率分别为 0.9/（1 000 人 · 年）和 13.6/（1 000 人 · 年），女性则高于男性分别为3.6/（1 000 人 · 年）和 29.3/（1 000 人 · 年）。

椎体骨折会增加死亡率，死亡率随椎体骨折数增多而增高，多个椎体骨折可导致急慢性背痛、体力活动受限、进行性脊柱后突、身高缩短等。

3）前臂远端骨折。最常见类型是 Colles 骨折，在 40～65 岁妇女间发病率呈线性上升，此后增龄性增加不明显。在 20～80 岁男性间发病率无明显改变。1%的骨折患者因反射性、恶性营养不良，神经病变和外伤后关节炎导致完全丧失生活处理能力。

4）骨折。肱骨的近端、骨盆、肋骨、锁骨和肩胛骨部位骨折在女性都呈增龄上升，女性较男性更明显；在胫骨、腓骨、踝部、足和颅骨部位骨折的发病率则无增龄性改变，不具有骨质疏松性骨折的特征。

(2)不同类型的脆性骨折会增加其他部位骨折的危险性。有椎体骨折史者椎体再次骨折的危险增加7～10倍。前臂远端骨折后髋部骨折的危险性，女性增加1.4倍，男性增加2.7倍；尤其是轴心骨部位骨折的患者，再次发生其他各部位骨折的风险性将增加12.6倍。而肢体部位的再次骨折风险性则较低，髋部骨折为2.3倍，前臂远端骨折为1.6倍。

骨质疏松症已造成了相当沉重的经济负担。随着人均期望寿命的增长，老年人口数快速上升，根据一些研究预测至2050年将上升至4.38亿，髋部骨折人群全球将从1990年的166万至2050年增加至630万，其中增加的一半病例将在亚洲。因骨质疏松症和其相关骨折，美国每年医疗费用支出约179亿美元，英国为17亿英镑，今后60年随着老年人口的增加估计医疗费用将大幅度增长。

二、临床表现

(一)骨痛

全身疼痛是骨质疏松症最常见和最主要的症状。其主要原因是骨转换高，骨吸收增加。在骨吸收过程中，骨小梁的破坏、消失，骨膜下密质骨的破坏等均会引起全身性骨痛，以腰背疼痛最为多见。轻者无任何不适，症状较重的患者通常有“腰背疼痛”或“全身骨痛”等主诉，严重者可出现“身高变矮”或发生“驼背”。约67%为局限性腰背疼痛，9%为腰背痛伴四肢放射痛，10%伴条带状疼痛，4%伴四肢麻木感等。骨痛常于劳累或活动后加重，导致肢体负重能力下降或不能负重。由于患者的负重能力减弱，患者活动后常出现肌肉劳损和肌痉挛，使疼痛加重。肌肉(尤其是深部肌肉)疼痛常见于老年人肌肉萎缩、肌无力者。不伴骨折时，体格检查无法发现压痛区(点)。另一个引起疼痛的重要原因是骨折，即在受外力压迫或非外力性压迫脊椎压缩性骨折，扁平椎、楔形椎和鱼椎样变形而引起的腰背痛。四肢骨折或髋部骨折时肢体活动明显受限，局部疼痛加重，有畸形或骨折的阳性体征。因为疼痛，患者常常卧床，运动减少，常常导致随后出现的全身乏力感。

(二)身高缩短

在无声无息中身高缩短，或者驼背是继腰背痛后出现的重要临床体征之一。人体的脊椎椎体属于松质骨，由于骨量的丢失，导致骨结构松散，骨强度下降，使脊椎的承重能力减弱，即使承受体重的重量也可以使椎体逐渐变形。原有的呈立柱状的椎体，每个约高2 cm，受压变扁后，每个椎体可以减少1～3 mm，最终人体的身高可缩短几厘米。如果椎体前方受压，会出现楔形改变，T_{11} 到 L_3 椎体最常见。多个椎体变形后，脊柱随之前倾，腰椎生理性前凸消失，出现了驼背畸形。驼背曲度加大，增加了下肢各个关节的负重，出现关节疼痛，尤其是膝关节的周围软组织紧张、痉挛，膝关节不能完全伸展，疼痛更加明显。

（三）骨折

脆性骨折是指低能量或者非暴力骨折，如直立时跌倒或因其他日常活动而发生的骨折为脆性骨折。多发部位为脊椎、髋部、桡尺骨远端和肱骨近端，但其他部位也可发生，如肋骨、骨盆、锁骨和胸骨等。脊椎压缩性骨折多见于绝经后骨质疏松症患者，发生骨折后出现突发性腰痛，卧床而取被动体位，但一般无脊髓或神经根压迫体征。髋部骨折以老年性骨质疏松症患者多见，通常于摔倒或挤压后发生；骨折部位多在股骨颈部（完全性股骨颈骨折多需手术治疗，预后不佳）。如患者长期卧床，会进一步加重骨质丢失，常因并发感染、心血管病或慢性器官衰竭而死亡。髋部骨折后一年内的死亡率高达 50%，幸存者中有 50%～75%的患者伴活动受限，生活自理能力明显下降或丧失。发生 1 次脆性骨折后，再次发生骨折的风险明显增加。

（四）呼吸障碍

严重骨质疏松症所导致的胸椎、腰椎压缩性骨折，常常造成脊柱后凸、胸廓畸形，胸腔容量明显下降，有时可引起多个脏器的功能变化，其中呼吸系统的表现尤为突出。脆性骨折引起的疼痛，常常导致胸廓运动能力下降，也造成呼吸功能下降。虽然临床患者出现胸闷、气短、呼吸困难及发绀等症状较为少见，但通过肺功能测定可发现呼吸功能受限，可表现为肺活量、肺最大换气量下降，极易并发上呼吸道和肺部感染。胸廓严重畸形使心排血量下降，心血管功能发生障碍。

三、危险因素

（一）固有因素

固有因素有人种（白种人和黄种人患骨质疏松症的危险高于黑人）、老龄、女性绝经、母系家族史。

（二）非固有因素

非固有因素主要有低体重、性腺功能低下、吸烟、过度饮酒、饮过多咖啡、体力活动缺乏、制动，还有饮食中营养失衡，例如蛋白质摄入过多或不足、高钠饮食、钙和(或)维生素D缺乏(光照少或摄入少),或有影响骨代谢的疾病和应用影响骨代谢的药物。

四、检查

(一)实验室检查

1.基本检查项目

基本检查项目有血常规、尿常规、大便常规、肝功能、肾功能,以及血尿中有关矿物质含量与钙、磷代谢调节指标,以评价骨代谢状况。临床常用的指标有血钙、磷、镁,尿钙、磷、镁。

2.骨转换标志物

骨转换标志物是骨组织本身的代谢(分解与合成)产物,分为骨形成标志物和骨吸收标志物,前者代表成骨细胞活动及骨形成时的代谢产物,后者代表破骨细胞活动及骨吸收时的代谢产物,特别是骨基质降解产物。在正常人的不同年龄段,以及各种代谢性骨病时期,骨转换标志物在血液循环或尿液中的水平会发生不同程度的变化,这代表了全身骨骼的动态状况。这些指标的测定有助于判断骨转换类型、骨丢失速率、骨折风险评估,也有助于了解病情进展、干预措施的选择,以及疗效的监测等。

骨转换标志物分为骨吸收标志物和骨形成标志物两大类。前者包括血清碱性磷酸酶、骨特异性碱性磷酸酶、骨钙素、骨保护素、Ⅰ型前胶原羧基端前肽、Ⅰ型前胶原氨基端前肽,后者包括血清抗酒石酸酸性磷酸酶、Ⅰ型胶原羧基末端肽、Ⅰ型胶原氨基末端肽、尿吡啶啉、尿脱氧吡啶啉、尿Ⅰ型胶原羧基末端肽、尿Ⅰ型胶原氨基末端肽、尿钙/肌酐值。在以上诸多指标中,国际骨质疏松症基金会推荐Ⅰ型前胶原氨基端前肽和血清Ⅰ型胶原羟基端交联是敏感性相对较好的两个骨转换生化标志物。

3.酌情检查项目

为满足进一步鉴别诊断的需要,可酌情选择性地进行以下检查,如红细胞沉降率、性激素、25-(OH)D_3、1,25-$(OH)_2D_3$、甲状旁腺激素、尿钙和磷、甲状腺功能、皮质醇、血气分析、血尿轻链、肿瘤标志物,甚至放射性核素骨扫描、骨髓穿刺术或骨髓活检等检查。

(二)骨量或骨密度检查

1.X线片

骨质疏松症患者由于骨量减少、骨密度下降、X线片的透光密度增加,骨小梁减少、稀疏或消失。一般骨丢失超过30%才能被X线片发现。

2.光子吸收法

常用的单光子骨密度仪、双光子骨密度仪由于放射源发射的射线强度低、扫描时间长、图像不清晰，所以已基本被双能X射线骨密度仪和周围型双能X射线骨密度仪所取代。

3.X线吸收法

常用的有单能X射线骨密度仪、双能X射线骨密度仪中枢型、双能X射线骨密度仪周围型、定量CT和周围骨定量CT、放射吸收法。由于双能X射线骨密度仪和周围型双能X射线骨密度仪精确度高、准确度好、速度快，所以应用广泛。世界卫生组织推荐使用双能X射线骨密度仪测量髋部和腰椎；双能X射线骨密度仪测量的BMD会受椎体退变和骨质增生的影响。周围型双能X射线骨密度仪主要测定前臂为主骨密度，前臂骨周围软组织相对少，因此测量结果的准确性和精确性较好。周围型双能X射线骨密度仪的优点：测量仪器小、设备费用低、辐射剂量低、体积小便于携带和搬运、扫描程序简单实用，所以此类设备适于中小医院使用和社区普查。定量CT采用临床CT机加定量CT体模和分析软件进行测量，其测量所得的是体积骨密度，不受人体骨骼大小和体重的影响，比双能X射线骨密度仪测量的BMD更准确。定量CT能避免双能X射线骨密度仪因受椎体退变骨质增生影响造成的漏诊，由于定量CT的这些特点，现在在国内已经开始临床应用二磁共振检查不能直接测量骨密度，主要用于骨折的显示和鉴别诊断。

4.骨形态计量法

由于此项分析技术属于创伤性检测，故一般很少用于患者的诊断，但在动物实验和药物疗效观察中经常采用。

5.超声检查

该项检查是应用超声波在不同密度和结构的介质中传播速度及其波幅的衰减的差异，测定结果可代表骨量和强度的参数，从而显示骨量变化，多用于体检筛查和儿童、孕妇的骨量检查。目前临床中主要使用跟骨和周围骨超声测量仪，超声测量不能用于诊断骨质疏松症。

五、诊断与鉴别诊断

（一）诊断

完整的诊断应包括确定骨质疏松症和排除其他的骨代谢疾病。用于诊断骨质疏松症的通用指标:发生了脆性骨折和(或)骨密度低下。目前,尚缺乏直接测定骨强度的临床手段,因此骨密度或骨矿物质含量测定是骨质疏松症临床诊断及评估疾病程度较客观的量化指标。

1.脆性骨折

脆性骨折指因非外伤或轻微外伤发生的骨折,这是骨强度下降的明确体现,所以也是骨质疏松症的最终结果及并发症。在临床上发生了脆性骨折即可诊断骨质疏松症。

2.诊断标准(基于骨密度测定)

骨质疏松性骨折的发生与骨强度下降有关,而骨强度是由骨密度和骨质量所决定。骨密度约反映骨强度的70%,若骨密度低同时伴有其他危险因素会增加骨折的危险性。因目前尚缺乏较为理想的骨强度直接测量或评估方法,临床上采用骨密度测量作为诊断骨质疏松症、预测骨质疏松性骨折风险、监测自然病程,以及评价药物干预疗效的最佳定量指标。诊断参照世界卫生组织推荐的诊断标准:基于双能X射线骨密度仪测定,骨密度值低于同性别、同种族正常成年人的骨峰值不足1个标准差属正常;降低程度在1～2.5个标准差之间为骨量低下(骨量减少);降低程度≥2.5个标准差为骨质疏松;骨密度降低程度符合骨质疏松症诊断标准,同时伴有一处或多处骨折时为严重骨质疏松。骨密度通常用T-ScorP(T值)表示,T值=(测定值－骨峰值)/正常成年人骨密度标准差。T值用于表示绝经后妇女和>50岁男性的骨密度水平。对于儿童、绝经前妇女,以及<50岁的男性,其骨密度水平建议用Z值表示,Z值=(测定值－同龄人骨密度均值)/同龄人骨密度标准差。

(二)鉴别诊断

通常采用排他法鉴别各种类型的原发性与继发性骨质疏松症。

1.内分泌与代谢疾病

内分泌与代谢疾病主要包括以下几种:①甲状旁腺功能亢进症或甲状旁腺功能减退症;②皮质醇增多症;③性腺功能减退症;④高PRL血症;⑤糖尿病;⑥GH瘤或生长激素缺乏;⑦妊娠。甲状旁腺功能亢进症者的骨骼改变主要为纤维囊性骨炎,早期可仅有骨质疏松症表现,测定血甲状旁腺激素($PTH_{1\text{-}84}$/PTH-C)比值、血钙、血离子钙和血磷一般可予排除,仍有困难者行特殊影像检查或动态试验。其他内分泌疾病因原发病表现较明显,鉴别不难。

2.血液系统疾病

多发性骨髓瘤是一种以骨髓中单克隆浆细胞大量增生为特征的恶性疾病。

临床症状以贫血、骨骼疼痛或溶骨性骨质破坏、高钙血症和肾功能不全为特征。其他血液系统疾病主要包括系统性肥大细胞增多症、白血病、淋巴瘤、戈谢病等。局限性骨病变伴骨吸收指标明显升高时，要想到血液系统疾病可能。血液系统肿瘤的骨损害有时酷似甲状旁腺功能减退症，此时有赖于检测血甲状旁腺激素(parathyroid hormone，PTH)及其组分和 PTH 相关蛋白(PTHrP)、肿瘤特异标志物加以鉴别。

3.结缔组织疾病

结缔组织疾病主要包括以下几种：①成骨不全；②埃勒斯-当洛斯综合征；③马方综合征；④同型半胱氨酸血症和赖氨酸血症；⑤Menkes 综合征。成骨不全的骨损害特征是骨脆性增加，多由于Ⅰ型胶原基因缺陷所致，其临床表现因缺陷的类型和程度而异。轻者可仅表现为骨质疏松症而无明显骨折，必要时要借助生化或分子生物学方法鉴别。此外，患者有蓝色巩膜时有重要鉴别意义。

4.其他继发性骨质疏松症

(1)肾脏疾病主要包括慢性肾功能不全、肾小管酸中毒。

(2)药物引起的骨质疏松症主要包括糖皮质激素、肝素、抗惊厥药物、环孢素、促性腺激素释放激素类、抗肿瘤药物。

(3)制动和失用性骨质疏松症主要包括肢体瘫痪、手术后长期制动、关节功能障碍。

(4)营养不良和胃肠疾病主要包括吸收不良综合征、不经肠营养、胃切除、肝胆疾病。

六、治疗

(一)防治原则

骨质疏松症是老年人的常见病，目前已有众多的药物应用于临床，其防治原则包括以下方面。

1.及早识别，及早治疗

骨质疏松症的预防应贯彻生命全过程的原则，因为成年和老年期的骨强度或骨折的危险度取决于儿童和青少年期获得骨峰值量。成年期峰值骨量维持状态和老年期骨丢失的数量，任何年龄阶段实施维护骨骼健康的干预，都是骨质疏松预防的重要组成部分。各种骨量检测技术或根据临床(如已有椎骨骨折史)特点是诊断骨质疏松的手段。骨质疏松症的干预目标是防止骨质疏松高危人群和骨质疏松患者的骨质丢失，其治疗目标是维持骨量，纠正骨骼缺陷和结构异常。骨质疏松症的诊断一旦确定，病情不分早晚，就应积极治疗，未发生骨折的要防止骨折发生，已有骨折的要防止新的骨折发生。低骨量状态是骨折的主要危险因素，如果还伴存其他骨折高危因素，如有脆性骨折史、年龄、骨质疏松家族史，也应积极治疗，可按FRAX骨折风险评估表制定防治方案。危险因素有累加作用，同一水平的低骨量，风险程度不一，高龄老人的骨折危险度为低龄老人的2～4倍。

2.非药物干预

非药物干预适用于每个骨质疏松症患者。骨质疏松症是一个多因性疾病，不论是原发性还是继发性都会有多种因素参与，对每一患者都应予以全面分析，积极去除病因，在选用药物干预时应根据营养、运动、生活方式、药物和跌倒倾向等个人特点，制定重点干预目标。在非药物的干预中，营养是一个重要问题，尤其在老年人常发生营养不良，此与自发性的进食减少、吸收不良、伴存其他疾病有关；肌肉增龄性萎缩，伴随活动减少导致的能量需求明显下降，但对营养素的需求并不随增龄而减少。骨的成分和组织结构复杂，需要多种营养素，其中蛋白质是骨的重要营养因子，属于生长激素胰岛素样生长因子系统，具有促成骨作用的必需营养素，摄入过多可导致尿钙丢失增加。蛋白质推荐量对于年轻成人为每千克体重0.8 g，而老年人则要增加至每千克体重1 g。随机对照研究显示，对近期髋部骨折住院患者蛋白质的补充，降低了随后的骨丢失、缩短了住院时间，且明显降低了住院期间的诸如压疮、严重贫血、反复肺部和尿路感染等并发症，是一个独立于能量、钙或维生素D的营养影响因子。其他营养素（如镁）对正常消化能力的人，额外补给并不受益，锌、锰、硅、硼、锶添加后均未获有利证据。其他如制动（不活动）对骨的负性影响远大于活动对骨的有益作用。体重的维持，成年期性激素产生的维护，避免损害骨健康的因素（如抽烟、酗酒、糖皮质激素）都是重要干预内容。

3.钙和维生素的适量补给

钙和维生素的适量补给应视为骨质疏松症的基本干预措施。通过饮食和补给适量的钙和维生素D是预防骨质疏松的基本措施，但不能单独作为骨质疏松治疗药物而是作为基本的辅助药物。对于新生儿、儿童和青少年，钙剂能增加骨密度，但增加能力有限，仅有1%的差异。钙剂主要是减少骨重建的空隙而不是持久地增加骨的生长，因此对骨密度的效用短暂，仅个别研究显示在1年里仍有作用。钙摄入的基线状态对评估钙的有益作用尤为重要，钙的持久有益作用主要在低钙摄入的人群。

在老年人多种因素导致钙的负平衡，如乳制品的摄入减少，肠上皮对低钙条件下吸收能力适应性减弱，接触阳光和皮肤合成维生素 D 能力减弱，肾小管对钙的重吸收能力和其对 PTH 反应的障碍以及肾小球滤过率的降低导致的慢性甲状旁腺功能亢进症。因此增加钙的摄入是一种重要防治策略，且较其他预防措施相对容易施行。但钙的防治作用有限，不能替代药物治疗。

在绝经前妇女钙剂补充显示有益作用，在已发表的绝经后妇女随机对照的研究中，几乎所有结果显示在前臂、椎体、股骨近端和其他全身部位中的一个或多个部位，可有少量统计学意义的增加骨密度，在绝经期更晚的妇女效果较绝经前期更为显著，尤其在低钙摄入的人群显示有更大效用。

钙剂的有益作用在补给的最初 1 年最显著，尤其在富含松质骨的部位，可能与降低血 PTH 的水平，减少骨重建单位有关。钙的每天推荐量在各国差异较大，反映了某些科学评估的不确定性。

钙制剂补充安全，耐受性好，无明显不良反应。在某些易感人群，高钙摄入可导致尿路结石，但饮食钙与此无关，而补充钙可增加 20%的危险，钙与食物同餐可减少草酸的摄入，但不衡定。钙摄入可降低结肠、直肠癌的危险，降低血压和血脂，但仍需进一步临床研究。

维生素 D 缺乏在老年人中常见，尤其是失去独立生活能力的老年人，可导致继发性甲状旁腺功能亢进症，随后骨量丢失较多，影响肌肉代谢，增加跌倒可能性。维生素 D 营养状态监测可以血清 25-(OH)-D_3 为标志，老年人补给维生素 D 400～800 U/d 就可降低 PTH 水平，增加 BMD，尤其在股骨颈部位。每天有规律地暴露阳光下 15～30 分钟可达到此水平。

在老年人中临床型的维生素 D 缺乏很常见，每天摄入维生素 D 400～800 U 是安全、简易、花费少的预防措施，长期治疗，易致高钙血症，可选择其活化制剂，如骨化三醇[1,25-$(OH)_2$-D_3]、1α-骨化醇，选小剂量，起效快，持续时间短。

维生素 D 治疗窗较窄，要定期监测血钙与尿钙水平。

4.选择有效药物

目前已有许多药物通过改善骨转换、减少骨吸收和提高骨密度发挥有益作用，而应用于骨质疏松症的治疗，包括雌激素、雌激素衍化物、雌激素受体调节剂、双膦酸盐、维生素 D、锶盐及其代谢衍化物和降钙素，有些制剂有降低骨折率的研究，但大多研究都来自对绝经后妇女的观察。因此，对男性和其他老年型的骨质疏松症不一定完全相同。

各种药物提供的临床报告水平不一，反映其疗效判断的信息质量。循证医学的结论不能代替用药的个体化选择。

(1)雌激素:是治疗骨质疏松症的有效药物,能有效地降低骨转换,防止骨丢失,降低症状性椎体骨折率和非椎体骨折率。但使用期超过5年,侵入性乳腺癌危险增加26%,冠心病危险增加29%,卒中危险增加41%,还有增加子宫内膜癌和静脉栓塞的危险,一旦中断用药,预防骨丢失作用消失。使用时要充分考虑其效益与风险,可作为一线预防药物,二线的治疗药物。

(2)选择性雌激素受体调节剂:雷洛昔芬是首先被批准应用于绝经后骨质疏松症防治的选择性雌激素受体调节剂。可有效地降低椎体骨折,增加椎体和股骨颈部位BMD;其骨外作用能降低雌激素受体阳性侵入性乳腺癌的发生率,不增加子宫内膜增生和内膜癌的危险;对血管舒缩症状如潮热无改善甚至增加其发生率,另有增加静脉血栓的危险。可作为伴有低骨量绝经后妇女防止进一步骨丢失的一线预防药物和绝经后骨质疏松症的一线治疗药物。

(3)双膦酸盐:已成功地用于治疗原发性骨质疏松症和糖皮质激素诱发的骨质疏松症,还用于男性骨质疏松症的治疗,在其他代谢性骨病、肿瘤转移性骨病也广泛应用。明显增加椎体和股骨颈部位骨密度,有效地降低椎体和非椎体骨折。含氮原子的和不含氮原子双膦酸盐均作用于破骨细胞抑制骨吸收,但作用机制不同。双膦酸盐在骨组织中半衰期长,双膦酸盐总的不良反应少,口服双膦酸盐常见的不良反应是胃肠道反应,静脉输入双膦酸盐要关注肾功能。

(4)降钙素:是一种具有抗骨吸收的多肽激素,有皮下注射、肌内注射和鼻吸剂的不同剂型。应用于治疗骨质疏松症,也适用于非孕期绝经前骨质疏松症。降钙素是治疗急性椎体骨折引起疼痛的一线药物。

(5)其他药物:氟制剂能提高椎体和股骨颈的BMD,但降低椎体骨折率的效果报告不一致,因而还不作为推荐使用,在高氟地区禁用。

PTH应用于治疗严重骨质疏松症,增加各部位(除桡骨部位)的BMD,预防椎体和非椎体骨折,对男性严重骨质疏松症也有效。

维生素K_1(来自植物)、维生素K_2(来自肉类、奶酪和发酵食品)有减缓骨质疏松症的骨丢失作用,但效果与钙和维生素D相当;合成植物雌激素伊普拉封在有些国家已作为后绝经妇女预防的二线药物,但不作为推荐治疗药物。

5.足够的治疗时间

治疗时间要足够。骨质疏松症应终身治疗,药物治疗至少3个月才出现治疗反应,超过1年可发挥抗骨折效果,治疗疗程以3～5年为宜,是否继续用药、停药、减量或间歇方式用药应视病情而定。像许多慢性病一样连续10年的监护和治疗对骨质疏松治疗也同样有参考意义。

男性骨质疏松症尚缺乏系统和完整的诊治研究，可参考绝经后骨质疏松症的防治方法。糖皮质激素如泼尼松，每天 7.5 mg，超过 3 个月者应开始抗骨质疏松治疗，每天2.5 mg就可增加脆性骨折的危险，应加强监测，至少做 BMD 测定。跌倒的预防，减少骨骼受损伤机会都是防治措施之一。

6.定期监测疗效和药剂作用

抗骨质吸收药物作用主要在于抑制骨转换，延长Ⅱ期矿化，因此骨转换标志物、骨量测定、生活质量的评估，以及骨折率都属监测评估指标。

7.联合用药治疗

已有多种方法联合应用不同的防治骨质疏松药物，结果已显示其对提高骨密度比单一药物有更好的作用，但在降低骨折的危险度方面尚难显示联合用药治疗较使用单一制剂有更好的效果。

(二)非药物干预措施

1.营养干预

估计有 15%的 60 岁以上老年人存在涉及骨健康的营养素摄入不足的问题。除常见的钙、维生素 D 摄入不足外，也涉及其他营养素的摄入不当，进而影响骨量的维持。

(1)营养素对骨峰值的作用：提高峰值骨量是预防骨质疏松的早期目标，钙营养素起重要作用。峰值骨量主要形成阶段约在 18 岁前，出生时总体钙量为 25～30 g到 15～20 岁可接近 2 000 g。根据我国研究，在 12～14 岁骨量增速最快，是骨峰值形成最重要的时期。根据过去某阶段 60 余年中对 10～12 岁青少年的逐年营养摄入调查，总热量自 2 300 kcal/d 下降至 1 700～1 800 kcal/d，饱和脂肪占总热量的 42%下降至 30%～35%，乳品消耗下降导致钙摄入量也有变化。对 70 对 6～14 岁男女儿童和少年观察，每天自发摄钙 900 mg/d，而在一组额外补钙 718 mg/d 中，腰椎和桡骨的骨密度明显增高。在白人妇女，20 岁时可获得 95%以上的峰值骨量。

高钠饮食，低钙/蛋白质比例对骨峰值的形成起负面影响。

(2)营养失衡对骨量的影响，具体如下。

1)摄入失衡。动物蛋白质摄入过多，增加尿钙排泄，而植物蛋白质尤其是黄豆蛋白质则对尿钙排泄影响很小，蛋白质摄入量接近或超过每千克体重 2 g 常伴骨量低下，西方民族骨质疏松发病率高，可能与高蛋白质摄入有关。每克蛋白质将增加尿钙排泄 1 mg，如果摄入量增加 1 倍，尿钙排泄也增加 50%。

蛋白质长期摄入不足可致肌肉软弱，肌肉协调功能障碍，容易跌倒；蛋白质摄入量经常小于每千克体重 1 g 的老年人，骨量明显低于摄入量大于每千克体重 1 g 组，且增龄性的骨丢失速度较快。实验和临床研究提示，每天摄入的蛋白质通过影响一些生长因子，尤其对 GH 和 IGF-1 的生成和对靶器官的作用而控制骨骼的同化作用，限制蛋白质摄入，肝脏对 GH 反应降低，IGF-1 合成减少，血浆中水平降低，同时降低了靶器官对 IGF-1 的敏感性。低蛋白质喂饲的鼠，即使给予 IGF-1 提高至正常血浆水平，也不能改善骨骼的纵向生长。接受骨化三醇治疗可增加骨细胞的 IGF-1 受体量。限制蛋白质摄入影响 IGF 结合蛋白的生成，IGFBP-1、IGFBP-2 和 IGFBP-4 合成增加，而这些结合蛋白具有抑制 IGF-1 的作用，在新近发生髋部骨折的患者含量是增高的，而 IGFBP-3 则降低。

对新近发生股骨颈骨折的患者按随机/双盲对照进行蛋白质补给可改善营养状态，前清蛋白、IGF-1 和骨密度均有显著提高。

2)盐摄入过多和钾盐摄入不足。钠的摄入是钙从尿中丢失的重要因素，钠和钙在近曲管再吸收属同一转运系统，肾每增加 100 mmol(2.3 g)钠的排泄，同时也有 0.6～1.5 mmol 钙(24～60 mg)的丢失。饮食中的钠影响骨骼对钙的获取，尿钠的排泄决定了尿钙的排泄，成年女性每天额外摄入 1 g 钠就会导致额外的尿钙丢失，每年骨丢失率多增加 1%。临床纵向研究显示，尿钠排泄与髋部的骨密度呈负相关，若增加钙 891 mg/d 的摄入或减少一半钠量的摄入对骨丢失的影响可消除。

3)其他营养摄入不足。如维生素 K 参与骨基质蛋白的合成，摄入不足可增加髋部骨折的危险性，大量补充可改善 BMD，维生素 K 主要在深绿色的蔬菜含有。维生素 C 是骨Ⅰ型胶原合成所需要，实验动物缺乏维生素 C 可引起骨基质结构严重损害。维生素 A 是骨生长和发育的基本要素，在骨组织细胞、成骨和破骨细胞的分化过程中发挥作用；镁摄入不足导致股骨颈大转子 BMD 低下；硼在动物实验显示能增强椎体强度，目前尚缺乏人体资料。上述营养素摄入不当可影响骨量的维持。

4)氟盐摄入过多。可影响骨质量。

(3)适宜于骨骼健康的营养摄入：年轻成人蛋白质的摄入每千克体重 0.8 g，健康老年人每天宜达每千克体重 1 g。

有助骨骼发育和健康的营养素的来源推荐从下列食品中摄取。①钙：奶制品、黑豆、精制橘子汁、其他食品；②镁：黑豆；③维生素 D：鱼、鱼油、提炼奶制品；④氟：各种海产、茶、葡萄酒；⑤钾：水果、蔬菜、肉类；⑥维生素 C：水果、蔬菜、精制饮料和其他食品；⑦维生素 K：黑豆、豆科食物。

2.运动干预

(1)机械负荷对骨骼的作用:机械负荷如负重对骨骼的作用或肌肉收缩对骨骼的牵拉都有助于增加骨密度,这种习惯性的负荷丧失导致骨量丢失。作用于骨单位面积上的力称之为应力,应力引起骨的变形称之为应变,1 个应变单位相等于骨有 0.1%的形状改变。骨的代谢有赖于这种负荷对骨的作用,当应力达至 2 500 微应变单位以上,即可引起骨的 0.25%形状改变,塑建起动,骨形成增加,骨外膜下骨组织扩大,骨内膜面的骨吸收下降。若仅 200 微应变单位或更小时,塑建被抑制,而皮质骨内骨内膜面骨的重建启动。如果长期的负荷明显不足就会导致皮质骨穿孔,骨髓腔增大,皮质骨变薄,以致骨不能抵挡弯曲(变形)。因此,骨量的维持,必须要有最低限度的负荷以防止骨量的丢失,即最小有效应变阈值范围。

骨骼对机械负荷的反应是呈曲线型而非线性型。骨骼完全不活动会快速导致明显的骨丢失;相反,对一个具有正常能步行能力的人或动物强制实施训练,骨量增加的百分比较小。当一个体从不活动状态转变为完全能步行时,只要有持续的较小的刺激就能有效地增加骨量,但若是习惯每天有 6 小时步行的人来说,则需要额外地步行 4～6 小时才能提高较少的百分比的骨密度,只有较大的负荷才能较多地提高骨量。

制动、长期卧床、脊髓损伤、失重状态都会导致骨量丢失,尤其在原先负重部位的骨骼。骨对机械负荷反应在骨生长期最大,尤其在青少年期,远高于骨发育成熟后。在老年期,由于骨代谢细胞群的数量和活力、血中生长因子浓度、骨基质蛋白的形成都有增龄性的减少和下降,骨组织对机械负荷反应也会有衰减。

(2)运动干预的效果:动物实验表明运动对骨量增加的效果与年龄相关关系结果不一致,有的报告显示其效果随增龄而有所减少,也有结果显示与增龄无关,运动的效果不受年龄影响。人的运动试验结果如下。

年轻成年女性:在 20 岁时,采用持久和抗力的运动方式可有效地增加椎体骨密度;在 20～35 岁时,采用有氧运动和负重运动可增加椎体、股骨、跟骨的 BMD,但对全身、上肢、下肢的骨骼无影响;在 35～40 岁时,高强度的运动能增加股骨颈的 BMD。

年轻成年男性:运动干预研究少,对接受 9 个月的马拉松运动的男性跟骨 BMC 明显超过对照组。

绝经前妇女:对 52～53 岁坐位工作妇女近 18 个月的强 Calisthenics(一种健美操)训练,能保持股骨颈的 BMD,抗力运动 6 个月后,能保持椎体的 BMD。

早期绝经后妇女:运动效果无法显示,此时期骨呈现快速丢失相,抗力运动虽对椎体有好处,但不能阻止激素相关的骨丢失。

绝经后妇女:随机对照比较显示,长期抗力运动 9～14 个月能增加和维持椎体、股骨近端、桡骨部位的 BMD,也有少数报告显示并无效果。

老年男性:60～80 岁的男性接受 42 周长期抗力运动,能增加肌力和活动能力,但对全身和椎体的 BMD 无改善作用。50～73 岁男性,接受步行和跳跃运动可显示增加大转子部位 BMD。

短期运动:少于 6 个月的运动训练,在绝经后妇女效果不明显,如果步行加对抗运动,则可增加椎体的 BMC;在 25～50 岁男性,仅 3 个月的步行或跑步运动对 BMC 无作用。但高强度的体力训练对于年轻士兵能增加下肢的 BMC 8.3%～12.3%,还能增加血中骨形成标志物的含量。

(3)运动干预的选择:有关运动的强度、频率、时间和运动方式对骨骼的有效程度各研究报告尚不一致,快速的负荷往往伴较高的抗力。运动方式的选择要注意安全,应考虑是否适合老人的心血管功能状态和肌肉、关节、神经功能的协调状态,以及运动方式本身的危险性。每周步行 7.5 km 以上与每周步行 1 km 者相比较能明显提高全身、下肢和躯干的 BMD;每周有 3 次能达到有氧运动阈值者可增加腰椎 BMD。

3.不良因素干预

(1)吸烟:青少年和年轻成人吸烟者常伴低骨量,有吸烟习惯的妇女,在绝经期 BMD 要比非吸烟者低 5%～10%。老年妇女髋部骨折率增加,在 60 岁组高出 17%,在 50 岁组高出 71%。吸烟不仅影响骨峰值的形成,也招致其他不良生活方式,骨丢失速度增快。

(2)酗酒:可引起某些对骨骼不利的代谢改变,急性酒精中毒降低血清 PTH 并使尿钙排泄增加;慢性酗酒者血钙水平低,血 PTH 水平高,骨形成率降低。每天酒精摄入超过 20 g,与对照组相比平均血骨钙素浓度降低 27%,Ⅰ型前胶原羧基肽降低 7%,如果停饮 2 周则可恢复至对照组水平。每天酒精摄入 15～30 g 尚不对骨峰值构成威胁。在 20～23 年龄组酒精的消耗量与桡骨远端的 BMD 呈负相关。总之,在青少年时期酒精对骨峰值的影响尚不明确,但在成年男性和绝经前期妇女酗酒对骨量的维护明显不利,主要是抑制了骨的形成。

(3)咖啡:咖啡能增加尿钙排泄,但有研究显示,每天咖啡因摄入450 mg(相当 3～6 杯咖啡),24 小时尿钙与对照组比较无差别。每天饮咖啡2 杯基本不影响尿钙排泄,但当每天咖啡因摄入＞744 mg 时则可加速骨钙的流失,咖啡还能轻度减弱肠钙吸收。

4.防止跌倒

跌倒的预防是防止骨折的重要举措。老年人跌倒有多种因素，临床上应检查基本平衡功能并及时提出忠告，去除易致跌倒的各种可能原因，也可选用关节保护器。

(1)仔细询问病史和体格检查：平衡功能检查可包括以下几个方面。①起立和坐下动作是否能独立进行；②张眼和闭眼站立稳态程度；③观察步态，步行20步；④自身旋转360°。其他各种平衡功能检查：起立-3 m步行试验、直线行走试验等。

(2)排除引起跌倒的不良因素：①直立性低血压。调整降压药的剂量，改变服用药物和进食的间隔时间，注意体育锻炼，增加血液容量的措施如适当增加钠盐摄入，穿长筒弹力袜。②避免药物毒性。饮酒、抗痉挛药、地高辛、安眠药、抗胆碱能药，硝酸甘油类药都易导致跌倒，可予减量、替代或停用。③改善平衡失调。对站立不稳、Romberg征阳性的患者应进行平衡训练，矫正视力，穿合适防滑鞋，使用手杖等。④下肢无力者。如从座椅上起立困难、爬梯困难和步态缓慢者可施以抗力性锻炼，增加肌力。

七、预防

预防骨质疏松要做到以下几个方面。

(1)保持适量的运动，而且推崇在阳光下的运动，适度晒晒太阳。

(2)保证均衡的营养，营养体现在脂肪、蛋白质、糖类、微量元素等，尽可能避免因营养不均衡而带来的成分缺陷，包括钙、维生素D不足而导致的骨质疏松，同时注意不要偏食。

(3)在写字楼上班的工作者应选取一定的时间进行户外活动。

(4)改变一些生活习惯，如长期喝浓茶、喝咖啡、喝可乐等，这些不利于骨骼的健康，还要注意戒烟限酒。

(5)如在家族史中存在相应的高危因素，应及早采取相应的预防措施，到达一定年龄时建议到医院进行相应的检查，做骨密度测定。

(6)一些特殊的人群，如孕妇，为了避免孕期出现骨质疏松，需增加钙的摄入，纠正维生素D的不足。

(7)针对绝经期后的妇女，需特别注意骨质疏松的问题。这是骨质疏松的一个非常主要的原因，特别是绝经期后的前10年，骨钙丢失较为严重。

第五章 重症医学科疾病

第一节 大 咯 血

咯血是指喉部以下呼吸器官的出血，经咳嗽动作从口腔排出，每次咯血量和持续时间不一。大咯血通常指一次咯血量＞200 mL，或 24 小时内咯血量＞400 mL，或 48 小时内＞600 mL，或因持续咯血而需输液以维持血容量，以及因咯血而引起呼吸道阻塞导致窒息者。急性致死性大咯血是指急剧从口鼻喷射出大量鲜血，出血量＞2 000 mL 者。短时间内咯血在 300～400 mL 时，血压和脉搏可无改变；咯血量增至 700～800 mL 时，血压和脉搏可有轻度改变；一次咯血量 1 500～2 000 mL 或更多时，即可发生休克。国外报道急性致死性大咯血死亡率为 50％～90％，因此，及时治疗对抢救患者生命有重要意义。

一、诊断

(一)病史

询问与大咯血相关疾病史、咯血诱因、咯血量，尤注意其伴随症状。

1.咯血伴发热

此见于肺结核、肺炎、肺脓肿、肺出血型钩端螺旋体病、流行性出血热、支气管肺癌等。

2.咯血伴胸痛

此见于大叶性肺炎、肺梗死、肺结核、支气管肺癌等。

3.咯血伴大量脓痰

此见于肺脓肿、支气管扩张以及支气管癌合并感染等。

4.咯血伴呛咳

此见于支气管肺癌、肺炎、肺炎支原体肺炎等。

5.咯血伴皮肤黏膜出血

注意钩端螺旋体病、流行性出血热、血液病、结缔组织病等。

6.咯血伴黄疸

须注意钩端螺旋体病、大叶性肺炎、肺梗死等。

(二)体格检查

应注意有无肺部啰音、皮肤黏膜出血、淋巴结肿大、心脏杂音、肝大、脾大及体重减轻等。出血部位的判断可根据肺部体征及X线检查确定。

(三)实验室检查

1.胸部X线检查

在病情许可情况下,应及时拍摄胸部X线片,包括后前位和侧位,以便了解病变性质和出血部位。肺动脉和支气管动脉造影可帮助精确判定出血部位,但多仅限于做栓塞治疗前行造影检查。支气管造影有助于支气管扩张的诊断。

2.纤维支气管镜

检查可发现支气管静脉曲张破裂出血,深入到亚肺段,对确定出血部位及性质、有无肿瘤能提供极大帮助,并可在直视下进行活检作病理学诊断。

3.化验检查

注意痰液的性状及细菌、真菌和细胞学检查。疑为出血性疾病者应做血常规、血小板计数、凝血酶原时间和凝血活酶时间测定。

(四)鉴别诊断

1.与鼻出血鉴别

鼻腔出血多从前鼻孔流出,常在鼻中隔前下方发现出血灶,有时鼻腔后部出血量较多,可被误诊为咯血。用鼻咽镜检查,可见血液从后鼻孔沿咽壁下流,即可确诊。

2.大咯血与呕血的鉴别

大咯血与呕血的鉴别见表5-1。

表5-1 大咯血与呕血的鉴别

鉴别项目	咯血	呕血
病史	呼吸道疾病、心脏病(肺结核、支气管扩张、肺癌等)	上消化道疾病(消化性溃疡、肝硬化等)
前驱症状	喉痒,胸闷,咳嗽	上腹不适、疼痛,恶心、呕吐等
出血方式	咯出	呕出,可为喷射状
血液性状	鲜红,伴有痰液,泡沫状	棕黑色、暗红,有时鲜红色伴胃内容物

续表

鉴别项目	咯血	呕血
反应	碱性	酸性
演变	大咯血后常持续血痰数天，除咽入多量血液外，无黑便	呕血停止后无持续血痰，但柏油便常可持续数天

二、治疗

大咯血应采取综合治疗措施，即迅速有效止血、保持呼吸道通畅、一般及时对症治疗、控制症的防治。

(一)一般治疗

1.卧床休息

大咯血患者应绝对卧床休息，尽量避免搬动或转送他院，颠簸可加重咯血，甚至导致死亡。一般应取患侧卧位，轻轻将气管内存留的积血咯出，减少出血和避免血液流向健侧。

2.镇静

大咯血时患者常有恐惧、精神紧张，必须稳定患者情绪，解除其顾虑，同时对无严重呼吸功能障碍和体质极度衰弱者适当给予镇静药，口服地西泮 2.5 mg 或艾司唑仑 2 mg，3 次/天；或肌内注射地西泮 5～10 mg，1～2 次/天。严重者可口服或肌内注射苯巴比妥。

3.镇咳

原则上一般不用镇咳剂。剧咳者可给予喷托维林口服 25～50 mg，3 次/天，或可待因口服 15～30 mg，3 次/天，作为对症治疗，并有降低胸内肺循环压的作用。年老体弱、肺功能不全者，咯血时慎用镇咳药以免抑制咳嗽反射和呼吸中枢，使血块不能咯出而窒息。气促者应给予氧疗。禁用吗啡，以免抑制咳嗽反射，造成血液滞留于气管内，引起呼吸道阻塞、呼吸困难及继发感染。

4.加强护理

应密切观察患者，随时做好大咯血和窒息的各项抢救准备。注意体温、脉搏、呼吸、血压和心率等生命体征，定期记录咯血量，若有口渴、烦躁、湿冷、面色苍白、咯血不止或窒息者应及时抢救。

(二)止血措施

除采用药物止血外，必须针对不同病因采取相应的措施，才能彻底止血。

1.止血药的应用

视病情选用以下药物。

(1)垂体后叶素：有降低肺循环压力的作用，可使肺小动脉收缩，减少肺内血流量，破裂的肺血管形成的血块可堵塞止血，因此对大咯血者疗效迅速而显著。①用法：大咯血时以垂体后叶素 5～10 U 加入 50%葡萄糖液 20～40 mL 中，缓慢静脉滴注(持续 10～15 分钟)，每天可用 2 次，必要时可间隔 4～8 小时重复应用。持续咯血或短期内反复咯血者以垂体后叶素 10～20 U 加入 5%～10%葡萄糖液 500 mL 中，缓慢静脉滴注，2 小时内滴完，大咯血控制后，仍可维持用 1～2 天，每天 2 次，每次 5～10 U，肌内注射，以控制残余的小量出血。②不良反应：注射过快可引起头痛、面色苍白、心悸、恶心、出汗、胸闷、腹痛、排便感觉和血压升高等，应减慢注射速度，甚至停用。③禁忌证：本药有强烈的收缩冠状动脉和子宫的作用，对高血压、冠心病、肺心病、心力衰竭和孕妇忌用，过去对本药有较明显不良反应者应慎用。

(2)普鲁卡因：用于对垂体后叶素有禁忌者，本药具有扩张血管、降低肺循环压力的作用，用前应做皮肤敏感试验。具体用法：0.5%普鲁卡因 150～300 mg 加入 5%～10%葡萄糖液 500 mL 中缓慢静脉滴注；或 0.5%普鲁卡因 50 mg 加入 50%葡萄糖液 40 mL 中静脉注射，每天 1～2 次 。

(3)纠正凝血障碍药物：主要为抑制蛋白溶酶原的激活因子，使纤维蛋白溶酶原不能激活为纤维蛋白溶酶。从而抑制纤维蛋白的溶解，达到止血作用。即时止血作用不如前述药物明显，多用于持续咯血者。但多数咯血者无凝血障碍，所以疗效评价不一。常用药物如下。①6-氨基己酸：6-氨基己酸 6.0 g 加入5%～10%葡萄糖液 250 mL 中静脉滴注，每天 1～2 次。②氨甲苯酸：作用比 6-氨基己酸强 4～5 倍。用法：氨甲苯酸 100～200 mg 加入 50%葡萄糖液 40 mL，静脉注射，每天 1～2 次；或 200 mg 加入 5%～10%葡萄糖掖 500 mL 中静脉滴注。③氨甲环酸：氨甲环酸 250 mg 加入 50%葡萄糖液 40 mL 中，静脉注射，每天 1～2 次；或氨甲环酸 750 mg 加入 5%～10%葡萄糖液 500 mL 中，静脉滴注。

(4)其他药物。①肾上腺色腙片：对毛细血管通透性有强大抑制作用，并有增加毛细血管抵抗力和加速管壁回缩作用。用法：10～20 mg，肌内注射，每天 1～2 次；或 5 mg 口服，每天 3 次。②注射用血凝酶：可用 1～2 U 静脉注射或肌内注射，每天 1～2 次。③维生素 C：200～300 mg 口服，每天 3 次。④中药中止血药很多，如三七粉、云南白药等均可使用。⑤近年使用凝血酶原复合物。用于凝血机制障碍、凝血酶原时间延长者，疗效较为显著，剂量为 10～20 U/kg 加入

5%～10%葡萄糖液 200 mL 中，开始缓慢静脉滴注，以后可稍快，1 小时左右滴完。

(5)鱼精蛋白注射液：本药为肝素拮抗剂，使肝素迅速失效，丧失抗凝效力，并使组织中的凝血活酶形成凝血酶，加速凝血过程。可用于凝血功能障碍和肝功能不全的咯血者。用法：鱼精蛋白 50～100 mg 加入 50%葡萄糖液 40 mL 缓慢静脉注射，每天 1～2 次，部分患者可出现变态反应，宜慎用。

2.输血

持续大咯血出现循环血容量不足现象，如收缩压降至<13.3 kPa(100 mmHg)应及时补充血容量，宜少量多次输新鲜血(每次 100～200 mL)，除能补充血容量外，尚有止血作用。

3.人工气腹

对反复大咯血，上述治疗无效时，可行人工气腹治疗，尤以病变在两肺中、下肺野疗效更显著，且患者无腹肌粘连，若肺组织纤维硬变则疗效较差。首次注气量为 1 000～1 500 mL，必要时隔 1～2 天重复注气 1 次，每次 400～600 mL。

4.手术治疗

对于出血部位明确而无手术禁忌的大咯血患者及时恰当的手术有时可挽救生命。

(1)指征：①肺部病变引起的致死性大咯血经各种严格内科治疗无效者；②可能引起呼吸道阻塞和窒息者；③考虑为结核性或非结核性支气管扩张、结核性空洞内动脉瘤破裂、肺脓肿和肺癌等大咯血者，可行肺段和肺叶切除术。

(2)禁忌证：①两肺病变广泛，两肺周围病灶、支气管癌转移或咯血部位未能确定；②肺功能不全；③全身情况太差；④凝血功能障碍；⑤肺切除术后再咯血。

5.局部止血治疗

对严重反复咯血的患者，如临床情况严重，肺功能较差，不适于手术治疗者，可考虑做局部止血治疗。用硬质支气管镜放入填塞气囊做止血和防止血液扩散至健侧肺；用纤维支气管镜辨认出血的叶、段支气管口，而后将聚乙烯导管由活检孔插入至病变部位，并注入冷生理盐水(4 ℃)50 mL，留置 30～60 秒吸出，重复数次，因冷刺激使血管收缩而止血；或注入凝血酶 5 mL(100 U/mL)；或肾上腺素液(1∶2 000)1～2 mL；也有用血管气囊导管自纤维支气管镜活检孔插入至出血部位的叶、段支气管腔，注入气体充胀气囊后留置。经 24 小时后放松气囊观察，若无继续出血即可拔除气囊导管。

6.支气管动脉栓塞法

经股动脉插管，将导管插到病变区域支气管动脉分支的血管腔内，注入明胶海绵或聚四氯乙烯栓子(直径为 0.5～2.0 mm)10 余个，形成栓塞，以控制支气管动脉出血，能较快达到止血目的。

(三)原发病的治疗

1.抗炎治疗

抗炎治疗适用于支气管与肺部感染而大量咯血者。根据经验或药敏试验选择相应的抗生素静脉滴注。

2.抗结核治疗

肺结核大咯血者多有活动性病灶，应积极进行抗结核治疗。如异烟肼300～400 mg 每天 1 次，口服。链霉素 0.75 g/d 肌内注射(50 岁以上或肾功能减退者可用 0.5 g)，也可根据病情改用其他抗结核药物。

3.其他

根据原发病不同做相应的治疗。

(四)并发症的治疗

1.大咯血并发窒息

大咯血致死的主要原因是窒息，应及早预防、识别和抢救。

(1)窒息早期特征：咯血突然减少或停止，同时感到胸闷，喉头作响，烦躁不安，呼吸浅速或骤停，表情恐怖或呆滞，全身发绀，双手乱抓，大汗淋漓，眼瞪口张，大小便失禁，一侧或双侧肺呼吸音消失。

(2)抢救措施：应争分夺秒、快速准确，抢救的重点是保持呼吸道通畅和纠正缺氧。①立即抱起患者下身，倒置使患者身体躯干与床成 40°～90°，另一人托下部向背部屈曲并拍击背部，倒出肺内的血液。对一侧肺已切除，余肺发生咯血窒息者将患者卧于切除肺的一侧，健侧肺在上方，头低脚高。②清除血块：用开口器把口张开，并用舌钳将舌拉出，清除口咽部积存血块，或用导管自鼻腔插至咽喉部，借吸引器吸出口、鼻、咽喉内的血块，并刺激咽喉部，使患者用力咯出堵塞于气管内的血块。必要时可用气管插管或气管切开，通过冲洗和吸引，也可迅速恢复呼吸道通畅。③给予高流量吸氧，若自主呼吸极弱或消失，则用呼吸机辅助呼吸治疗。在呼吸道通畅情况下同时用呼吸兴奋剂。④窒息解除后继续各种相应处理，纠正酸中毒，控制休克，处理肺水肿、呼吸道感染、肺不张等。⑤止血：仍继续咯血者，可用垂体后叶素等止血药物。

2.大咯血并发肺不张及肺炎

(1)肺不张:因血块阻塞支气管或因应用大量镇静剂、镇咳剂等抑制了咳嗽而妨碍支气管分泌物的排出,阻塞支气管而导致阻塞性肺不张。处理措施:①鼓励患者翻身排痰,取侧卧位,病侧(肺不张侧)在上,健侧在下,垫高床脚,轻拍患者背部鼓励患者咳痰。②停用一切镇咳剂及镇静剂。③用解痉药、祛痰药雾化吸入以利排痰,可口服氯化铵、鲜竹沥;氨茶碱口服或静脉注射;雾化吸入 α-糜蛋白酶 5 mg+生理盐水 10 mL+庆大霉素 8×10^4 U,每天 2 次,每次 15 分钟。

(2)肺炎。血块部分堵塞支气管使其分泌物引流不畅,继发肺部感染,处理如下。①加强排痰,体位引流(侧卧位,病侧在上)。②抗生素:青霉素(400~800)$\times10^4$ U/d+生理盐水 500 mL 静脉滴注,或头孢唑啉 6.0 g+生理盐水 500 mL静脉滴注,或选用其他抗生素。

3.大咯血并发休克

中等量咯血很少引起休克,反复大咯血则可导致休克,如伴有感染的毒素作用,则更易引起休克。治疗上应迅速补充血容量(输液或输血);适当使用血管活性药,但血压不宜升得太高,以免再咯血;使用广谱有效抗生素,尽快控制感染。

第二节 重症肺炎

肺炎根据发生环境不同分为社区获得性肺炎和医院获得性肺炎。社区获得性肺炎是指在医院外罹患的感染性肺实质炎症,包括具有明确潜伏期的病原体感染而在入院平均潜伏期内发病的肺炎。而医院获得性肺炎则指患者入院时不存在,入院 48 小时后发生的,由各种病原体引起的肺实质炎症。

重症肺炎概念的提出是为了区别于普通肺炎,强调了患者病情的严重性及积极治疗的迫切性。重症肺炎目前仍没有明确的定义,目前认为因病情严重而需要进入重症医学科监护、治疗的肺炎为重症肺炎。重症肺炎分为重症社区获得性肺炎和重症医院获得性肺炎。

一、病因

正常的呼吸道防御机制使气管隆嵴以下的呼吸道为无菌环境。免疫功能受损或进入下呼吸道的病原体毒力较强或数量较多时,则易发生肺炎。细菌入侵方式主要为口咽部定植菌吸入和带菌气溶胶吸入，前者是肺炎最重要的发病机制。细菌直接种植、邻近部位感染扩散或其他部位感染经血道弥散者少见。

（一）社区获得性肺炎

社区获得性肺炎是相对于医院获得性肺炎而言，故需除外在医院内感染而出院后发病的肺炎，但包括在医院外受到感染，尚在潜伏期，又因其他原因住院后才开始发病者；也包括敬老院、疗养院等一些特殊场所所发生的肺炎。常见病原体为肺炎链球菌、流感嗜血杆菌、化脓性链球菌、军团菌、厌氧菌及病毒、支原体和衣原体等。

（二）医院获得性肺炎

医院获得性肺炎患者入院时不存在，也不处于潜伏期，而于入院 48 小时后发生的肺炎。常见病原体有铜绿假单胞菌与其他假单胞菌、肺炎杆菌、大肠埃希菌、阴沟与产气肠杆菌、变形杆菌、不动杆菌以及葡萄球菌和真菌等。

（三）重症肺炎的易患因素

（1）年龄＞65 岁。

（2）长期服用糖皮质激素。

（3）恶性肿瘤、白血病患者及其放疗、化疗后。

（4）久住重症监护病房的患者。

（5）接受气管插管、气管切开及机械通气者。

（6）胸腹部手术者。

（7）慢性病如脑血管病、糖尿病、肝及肾功能不全患者。

（8）脓毒症患者。

（9）长期使用广谱抗生素者。

（10）烧伤。

二、发病机制

（一）微循环功能障碍

休克型肺炎基本的病理、生理改变为微循环功能障碍。细菌毒素及细菌的代谢产物除直接损害机体组织细胞外，还激活人体某些潜在的体液和细胞介导反应系统（包括补体系统、交感-肾上腺髓质系统、激肽系统、血凝与纤溶系统等），造成广泛细胞损害，影响器官功能；周围血液分布显著失常，广泛的微血管容积改变，且有血浆成分渗漏，使循环血量减少；微血管动静脉分流增加，动脉-

静脉血氧含量差缩小,组织细胞供氧减少,影响细胞正常代谢;血浆外渗,血液浓缩、黏稠及血凝系统被激活,血液常呈高凝状态,容易发生弥散性血管内凝血,加重循环功能障碍。临床分"暖休克"与"冷休克"两种类型,早期表现为暖休克,进展阶段出现冷休克,是一个连续过程的两个阶段。暖休克又称高排低阻型休克,高排是为了适应感染、发热、心率加快等高耗氧的需要,也与α受体兴奋有关;周围血管阻力降低则是某些血管活性物质(激肽、色胺、组胺等)大量释放的效应。冷休克又称低排高阻型休克,低排的原因为循环血量降低,回心血量不足,低血压使冠状血管灌流不足,毒素、心肌抑制因子及严重酸中毒等,影响心肌功能;周围血管阻力增高则是α受体兴奋、儿茶酚胺大量释放的效应。最后呈低排低阻(临终失代偿)。

(二)细胞损伤的脏器功能损害

细菌毒素直接作用、微循环灌流不足、组织缺血缺氧、弥散性血管内凝血,是导致细胞损害及多系统、器官功能损害并最终导致衰竭的根本原因。休克时重要脏器改变如下。

1.肾

肾皮质血管痉挛,肾小管因缺血、缺氧发生坏死、间质水肿,肾小球滤过率降低。晚期毛细血管内广泛微血栓形成及持续肾血管痉挛,引起急性肾小管坏死、肾功能障碍,最后导致急性肾衰竭。

2.肺

除肺部本身炎症改变外,休克导致肺微血管收缩、阻力增加,动-静脉短路开放,肺分流量增加;毛细血管灌流不足,组织细胞缺血、缺氧,肺泡表面活性物质分泌减少,肺顺应性降低,肺泡萎陷、不张,肺泡上皮和毛细血管内皮细胞肿胀,加大了空气-血液屏障,造成通气/血流比例失调和氧弥散功能障碍,动脉血氧分压下降,全身缺氧。肺泡毛细血管渗透性增加,血浆外渗,导致间质水肿和透明膜形成;肺泡毛细血管广泛微血栓形成,更加重了肺实质损害,最终导致急性呼吸窘迫综合征。

3.心

当舒张压降至5.3 kPa(40 mmHg)以下时,出现冠状动脉血流减少,心肌内微循环灌流不足,心肌缺血与缺氧、代谢紊乱、酸中毒、高血钾,致心肌细胞变性、坏死和断裂、间质水肿,小血管微血栓形成。在心肌抑制因子参与作用下,心肌功能明显受损以至心力衰竭。

4.肝

肝内血管收缩，血流减少，肝血管窦和中心静脉内血液淤滞及微血栓阻塞，致肝细胞损害，肝小叶中心坏死，导致肝功能障碍乃至肝衰竭。

5.脑

(1)脑细胞是贮糖量最低、需氧量最高的器官，完全有赖于血流灌注。休克早期，由于儿茶酚胺影响，脑供血不受或少受影响。当血压下降至 8.0 kPa(60 mmHg)以下时，脑灌流量即受到影响，血流量减少，组织缺氧，脑细胞受损，出现弥散性血管内凝血，则影响更为明显。

(2)毛细血管通透性增加，血浆外渗，引起脑水肿，颅内压增高，最后造成不可逆性脑损害。

6.胃肠道

胃肠道小血管痉挛，血流量减少，引起胃肠道缺血，继而发生淤血，黏膜局灶性或弥散性水肿、出血、梗死、上皮剥脱及浅表性胃、肠黏膜溃疡或糜烂，有弥散性血管内凝血时，可发生大出血。

三、病理

(一)肺炎链球菌肺炎

肺炎链球菌肺炎常呈大叶或肺段、亚段的肺炎。早期主要为水肿液和浆液析出；中期为红细胞渗出；后期有大量白细胞和吞噬细胞集积，肺组织突变；最后为肺炎吸收消散。整个病变过程中没有肺泡壁和其他肺结构的破坏或坏死，肺炎消散后肺组织可完全恢复正常而不遗留纤维化或肺气肿。

(二)其他细菌性肺炎

有上述类似病理过程，似多数伴有不同程度的肺泡囊破坏。如金黄色葡萄球菌性肺炎病变消散时可形成肺气肿。革兰氏阳性分枝杆菌肺炎多为双侧小叶性肺炎，常有多发坏死性空洞或脓肿。

(三)肺炎支原体肺炎

肺部病变呈片状或融合性支气管肺炎或间质性肺炎，肺泡内可含少量渗出液。支气管黏膜细胞可有坏死和脱落，并有中性粒细胞浸润。胸膜可有纤维蛋白渗出和少量渗液。

(四)病毒性肺炎

病毒性肺炎常呈细支气管及其周围炎和肺间质炎症，肺泡腔可有渗出、肺泡间隔大量单核细胞浸润、肺泡水肿、透明膜形成。肺炎病灶可为局灶性或弥散性，病变吸收后可遗留肺纤维化。

四、临床表现

(一)重症社区获得性肺炎的临床表现

1.全身表现

肺炎患者大多出现发热，一般为急性发热，热型可为稽留热或弛张热，伴或不伴畏寒、寒战；部分身体衰弱患者可仅表现为低热或不发热。其他的表现有全身不适感、头痛、肌肉酸痛、食欲缺乏、恶心、呕吐等，病情严重者可出现意识障碍或精神异常。

2.呼吸系统表现

肺炎所致的典型临床表现以咳嗽、咳痰为主要症状，常咳黄脓痰或白黏痰，部分患者咳铁锈色痰或血痰；胸痛也是肺炎的常见表现之一，一般在深吸气或剧烈咳嗽时出现。病情严重时可有气促、呼吸困难表现，伴有唇、甲发绀等缺氧体征。重症社区获得性肺炎者由于双肺出现弥散性损害，导致进行性低氧血症，出现进行性呼吸困难、窘迫等急性呼吸窘迫综合征的临床表现。

咳嗽、咳痰、咯血、胸痛、呼吸困难被认为是肺炎患者典型的五大症状。某些病原体感染所致肺炎的临床表现可不典型，仅表现为干咳、少痰、气促等，但重症者也出现进行性呼吸困难及严重缺氧的急性呼吸窘迫综合征表现。

早期肺部体征表现为局部的异常体征，如局部叩诊呈浊至实音、触觉语颤增强、听诊可闻及肺泡呼吸音减弱、局部湿啰音等。随着病情发展至病变弥散的重症社区获得性肺炎时，表现为呼吸急促、窘迫，可有鼻翼翕动，而且出现发绀等明显缺氧表现，肺部体征为广泛的肺实变征，肺泡呼吸音明显减弱，而湿啰音改变多不明显。

3.肺外表现

重症社区获得性肺炎患者病情进展迅速，除呼吸系统损害外，常引起身体其他脏器损害。严重肺炎时，可出现机体炎症反应异常，从而引起重症全身炎症反应综合征、败血症、多器官功能障碍综合征等一系列病理生理过程。除了肺是最常受累的器官外，随着病情的进展，其他脏器也可相继出现不同程度的功能损害。

循环系统功能的损害较为常见，表现为顽固性休克、低血压、组织低灌注表现，一般液体复苏治疗难以纠正，须应用血管活性药物才能改善。临床研究表明，肺炎患者需进入重症监护室的原因主要是需要机械辅助通气和严重休克需要循环支持治疗。循环功能的损害可影响其他器官的血流灌注，促进其功能损害的发生。

肾也是较常受损的器官，表现为少尿、无尿，血尿素氨、肌酐呈进行性升高。肾功能损害的发生可导致病情进一步加重，并可影响治疗方案的实施，致使预后更差。

其他脏器可序贯地出现不同程度的损害，如消化道、肝、血液系统、神经系统、内分泌系统等，出现相应的功能不全表现。

（二）重症医院获得性肺炎的临床表现

医院获得性肺炎起病隐匿，临床表现初期可不典型，病情进展至重症医院获得性肺炎时，肺炎症状可较明显，包括咳嗽、咳痰、呼吸困难等。患者若有基础病则一般有不同程度地加重，例如合并慢性阻塞性肺疾病者出现严重呼吸衰竭等。随着病情的进展，炎症反应也进行性加重，可导致其他器官功能的损害，包括感染性休克、急性肾衰竭等。感染性休克是重症医院获得性肺炎患者较常出现的临床征象，也是患者需进入重症监护室监护的常见原因之一；同时因为循环功能的不稳定，致使其他器官的灌注受影响，出现不同程度的功能损害，而导致多器官功能障碍综合征的发生。

五、辅助检查

（一）实验室检查

应常规检测血常规、C反应蛋白、降钙素原、血气分析、生化全项、脑钠素、凝血功能等。血常规检查可见白细胞计数升高，尤其是中性粒细胞比例升高，也可正常或降低。动脉血气分析可出现动脉血氧分压下降、二氧化碳分压下降，甚至出现代谢性酸中毒，高乳酸血症（＞3 mmoL/L），乳酸增高常反应组织灌注不足，低血压休克。合并慢性或急性肺疾病患者可出现二氧化碳分压升高。部分患者可出现肝功能异常、肾功能异常、低钾、低钠血症、心肌酶增高、凝血功能异常、心功能不全等肺外表现。

（二）胸部X线片

直接了解肺部的变化，是诊断肺炎的重要手段。

（1）典型的细菌性肺炎表现为边缘模糊的片状或斑片状明影，可有支气管充气征，可分布大叶或段、亚段；可见于单侧或双肺。

(2)革兰氏阴性分枝杆菌常呈下叶支气管肺炎改变。

(3)老年人的吸入性肺炎易出现在上叶后段或下叶背段,右肺多见。

(4)病毒性肺炎多表现为两肺多发、多肺段的肺实质和间质病变,表现为网格样或磨玻璃样改变,严重时为两肺弥散性磨玻璃样改变。

(三)病原学检查

1.诊断方法

诊断方法包括血培养、痰革兰氏染色和培养、血清学检查、胸腔积液培养、支气管吸出物培养或肺炎链球菌和军团菌抗原的快速诊断技术。此外,可以考虑侵入性检查,包括经皮肺穿刺活检、经过防污染毛刷采样、经过支气管镜检查或支气管肺泡灌洗。

(1)血培养:重症肺炎患者均应行血培养,这对指导抗生素的应用有很高的价值。一般在发热初期采集样本,如已用抗菌药物治疗,则在下次用药前采集。采样用无菌法静脉穿刺,以防止污染;成人每次 10～20 mL,婴儿和儿童 0.5～5.0 mL。血液置于无菌培养瓶中送检。24 小时内采血标本 3 次,并在不同部位采集可提高血培养的阳性率。

(2)痰液细菌培养:嘱患者先行漱口,并指导或辅助患者深咳嗽,留取脓性痰送检。约 40%的患者无痰,可经气管吸引术或支气管镜吸引获得标本。标本收集在无菌容器中。痰量的要求为普通细菌>1 mL、真菌和寄生虫 3～5 mL、分枝杆菌 5～10 mL。标本要尽快送检,不得超过 2 小时,延迟将减少葡萄球菌、肺炎链球菌及革兰氏阴性分枝杆菌的检出率。在培养前必须先挑出脓性部分涂片做革兰氏染色,低倍镜下观察,判断标本是否合格,镜检鳞状上皮>10 个/低倍视野就判断为不合格痰,即标本很可能来自口咽部而非下呼吸道。多核细胞数量对判断痰液标本是否合格意义不大,但是纤毛柱状上皮和肺泡巨噬细胞的出现提示来自下呼吸道的可能性大。

在气管插管后立即采取的标本不考虑做细菌定植痰液培养,结果阴性也并不意味着无意义,合格的痰标本分离不出金黄色葡萄球菌或革兰氏阴性分枝杆菌就是排除这些病原菌感染的强有力的证据。革兰氏染色阴性和培养阴性应停止针对金黄色葡萄球菌感染的治疗。

(3)痰涂片染色:可根据痰液涂片革兰氏染色的结果选用针对革兰氏阳性或阴性细菌的抗生素;涂片细菌阳性时常常预示着痰培养阳性;涂片细菌与培养出的细菌一致时,可证实随后的痰培养出的细菌为致病菌。结核感染时抗酸染色阳性。真菌感染时痰涂片可多次查到霉菌或菌丝。痰液涂片在油镜检查时见到典型的肺炎链球菌或流感嗜血杆菌有诊断价值。

(4)其他:在军团菌病的流行地区或有近 2 周旅行的患者,除常规的培养外,需要用缓冲碳酵母浸膏做军团菌的培养,尿抗原检查可用于肺炎链球菌和军团菌的检测,不受抗生素使用的影响。对军团菌的检测,在发病的第 1 天就可呈阳性,并持续数周,但血清型 1 以外的血清型引起的感染常被漏诊。快速流感病毒抗原检测阳性可考虑抗病毒治疗。肺活检组织细菌培养、病理及特殊染色是诊断肺炎的金标准。

2.细菌学检查结果诊断意义的判定

(1)确定:①血或胸腔积液培养出病原菌。②经纤维支气管镜或人工气道吸引的标本培养到病原菌浓度≥10^5 cfu/mL(半定量培养++),支气管肺泡灌洗液标本≥10^4 cfu/mL(半定量培养+~++),光合细菌或防污染支气管肺泡灌洗标本≥10^3 cfu/mL(半定量培养+)。③呼吸道标本培养到肺炎支原体或血清抗体滴度升高 4 倍以上。④血清肺炎衣原体抗体滴度升高 4 倍或 4 倍以上。⑤血清中军团菌直接荧光抗体阳性且抗体滴度升高 4 倍,或尿中抗原检测为阳性可诊断军团菌感染。⑥从诱生痰液或支气管肺泡灌洗液中发现肺孢子虫。⑦血清或尿的肺炎链球菌抗原测定阳性。⑧痰中分离出结核分枝杆菌。

(2)有意义:①合格痰标本培养优势菌中度以上生长(>+++)。②合格痰标本少量生长,但与涂片镜检结果一致。③入院 3 天内多次培养到相同细菌。④血清肺炎衣原体抗体滴度≥1∶32。⑤血清中嗜肺军团菌试管凝聚试验抗体滴度一次高达 1∶320 或间接荧光试验多达 1∶320 或增高 4 倍达 1∶128。

(3)无意义:①痰培养有上呼吸道正常菌群的细菌(如草绿色链球菌、表皮葡萄球菌、非致病奈瑟菌、类白喉杆菌等)。②痰培养为多种病原菌少量生长。

(四)感染的生物标志物

C 反应蛋白和降钙素原是近年来临床上常用的判断感染的生物学指标。

六、诊断

首先需明确肺炎的诊断。社区获得性肺炎是指在医院外罹患的感染性肺实质(含肺泡壁即广义上的肺间质)炎症,包括具有明确潜伏期的病原体感染而在入院后平均潜伏期内发病的肺炎。简单地讲,是住院 48 小时以内及住院前出现的肺部炎症。社区获得性肺炎临床诊断依据:①新近出现的咳嗽、咳痰,或原有呼吸道疾病症状加重,并出现脓性痰,伴或不伴胸痛;②发热;③肺实变体征和(或)湿啰音;④白细胞计数>10×10^9/L 或<4×10^9/L,伴或不伴核左移;

⑤胸部X线检查示片状、斑片状浸润性阴影或间质性改变，伴或不伴胸腔积液。以上①～④项中任何一项加第⑤项，并除外肺结核、肺部肿瘤、非感染性肺间质性疾病、肺水肿、肺不张、肺栓塞、肺嗜酸性粒细胞浸润症、肺血管炎等，即可建立临床诊断。

关于重症肺炎尚未有公认的定义。在中华医学会呼吸病学分会公布的《社区获得性肺炎诊断和治疗指南》中，将肺炎患者出现下列情况列为重症肺炎的表现：①意识障碍；②呼吸频率>30次/分；③PaO_2<8.0 kPa(60 mmHg)，氧合指数(PaO_2/FiO_2)<300，需行机械通气治疗；④血压<12.0/8.0 kPa(90/60 mmHg)；⑤胸部X线片显示双侧或多肺叶受累，或入院48小时内病变扩大>50%；⑥少尿，尿量<20 mL/h，或<80 mL/4 h，或急性肾衰竭需要透析治疗。医院获得性肺炎中晚发性发病(入院>5天、机械通气>4天)和存在高危因素者，即使不完全符合重症肺炎规定标准，也视为重症。

美国胸科学会和美国感染病学会制定了新的《社区获得性肺炎治疗指南》，对重症社区获得性肺炎的诊断标准进行了新的修正。主要标准：①需要创伤性机械通气；②需要应用升压药物的脓毒性血症休克。次要标准：①呼吸频率>30次/分；②氧合指数(PaO_2/FiO_2)<250；③多肺叶受累；④意识障碍；⑤尿毒症[血尿素氮>7.1 mmoL(20 mg/dL)]；⑥白细胞减少症(白细胞计数<4×10^9/L)；⑦血小板减少症(血小板<100×10^9/L)；⑧体温降低(中心体温<36 ℃)；⑨低血压需要液体复苏。符合1条主要标准，或至少3项次要标准可诊断。

重症医院获得性肺炎定义与重症社区获得性肺炎相近。美国胸科协会和美国感染病学会制定了《成人医院获得性肺炎、呼吸机相关性肺炎、医源性肺炎处理指南》(以下简称《指南》)。《指南》中界定了医源性肺炎的范围：在90天内因急性感染曾住院超过2天；居住在医疗护理机构；最近接受过静脉抗生素治疗、化疗或者30天内有感染伤口治疗；住过一家医院或进行过透析治疗。因为医源性肺炎患者往往需要应用针对多重耐药病原菌的抗菌药物治疗，故将其列入医院获得性肺炎和呼吸机相关性肺炎的范畴内。

七、鉴别诊断

重症肺炎可以表现不典型，而许多非肺炎疾病的表现可类似典型肺炎，因此鉴别诊断具有重要意义。

(一)表现不典型的重症肺炎的鉴别

1.脑炎或脑膜炎等

老年人的重症肺炎可无典型的肺炎表现，可无咳嗽，甚至无发热，仅表现为意识障碍,如谵妄、淡漠或昏迷,易被误诊为脑炎或脑膜脑炎。胸部 X 线片应作为常规检查,以明确是否为肺炎、是否有肺部并发症。早期的粟粒性肺结核和部分肺孢子虫肺炎的胸部 X 线片可正常,应提高警惕,仔细除外。脑 CT、脑脊液检查也是必需的,出现异常则支持脑炎、脑膜炎的诊断、但结核性脑膜炎常有肺结核存在,脑隐球菌感染常有肺部隐球菌感染,应引起注意。患者有头痛、呕吐时也可误诊为脑血管病,脑 CT 检查可以帮助鉴别。

2.急腹症

肺炎累及膈胸膜可引起上腹痛,易被误诊为急性胆囊炎、急性胰腺炎、消化性溃疡等。病情重时才就诊检查可出现淀粉酶升高、肝功能损害、黄疸、麻痹性肠梗阻等,使鉴别更困难。对于多系统损害患者应警惕重症肺炎,胸部 X 线片检查必不可少。

(二)与肺炎表现相似疾病的鉴别

1.肺栓塞

有发热的肺栓塞因有胸痛、多发肺部阴影、呼吸困难、低氧血症、白细胞计数增高等很容易被误诊为重症肺炎。诊断要点在于对有肺栓塞高危因素的患者提高警惕,对有下肢深静脉血栓形成、卧床、手术后患者应行心脏超声肺动脉压估测、CT 肺动脉造影、肺通气/灌注扫描等明确诊断。

2.风湿性疾病引起的肺病变

皮肌炎、系统性红斑狼疮、类风湿关节炎、血管炎等,有时全身表现不明显,影像表现同肺炎不能区别。有关抗体检测或活组织病理检查有助于鉴别。

3.肿瘤

肺肿瘤、淋巴瘤、白血病肺浸润等都可表现为发热、肺浸润影,必要时行病理、骨髓细胞学等检查。

4.过敏性肺炎

急性患者在吸入大量抗原(4～12 小时)后出现胸闷、呼吸困难和干咳,并伴有发热、寒战、乏力、头痛和躯体痛等全身症状。双肺可闻及湿啰音,部分可有哮鸣音和发绀。X 线检查可见双肺小结节影或者斑片状浸润影。血气分析可有低氧血症。吸入激发试验有助于诊断。抗原接触史对诊断具有重要意义。

八、治疗

(一)重症社区获得性肺炎

β-内酰胺类(头孢噻肟、头孢曲松或氨苄西林/舒巴坦)联合阿奇霉素或喹诺酮类。铜绿假单胞菌感染选用具有抗假单胞菌活性的β-内酰胺类(哌拉西林/他唑巴坦、头孢吡肟、亚胺培南或美罗培南)联合以下3项之一:①环丙沙星或左氧氟沙星(750 mg)。②一种氨基糖苷类药加阿奇霉素。③一种氨基糖苷类药加一种抗肺炎链球喹诺酮类药。耐甲氧西林金黄色葡萄球菌感染,加万古霉素、替考拉宁或利奈唑胺。一旦病原微生物明确即应直接针对其进行治疗。

(二)重症医院获得性肺炎的抗菌治疗

1.经验性治疗

(1)轻、中症医院获得性肺炎。常见病原体有肠杆菌科细菌、流感嗜血杆菌、肺炎链球菌等。抗菌药物选择有第二、三代头孢菌素(不必包括具有抗假单孢菌活性者),β-内酰胺类/β-内酰胺酶抑制剂,青霉素过敏者选用氟喹诺酮类或克林霉素联合大环内酯类。

(2)重症医院获得性肺炎。常见病原体有铜绿假单胞菌、耐甲氧西林金黄色葡萄球菌、不动杆菌、肠杆菌属细菌、厌氧菌。抗菌药物选择为喹诺酮类或氨基糖苷类联合下列药物之一。①抗假单胞菌β-内酰胺类(头孢他啶、头孢哌酮、哌拉西林、替卡西林、美洛西林等)。②广谱β-内酰胺类/β-内酰胺酶抑制剂(替卡西林/克拉维酸、头孢哌酮/舒巴坦钠、哌拉西林/他唑巴坦)。③碳青霉烯类(如亚胺培南)。④必要时联合万古霉素(针对耐甲氧西林金黄色葡萄球菌)。⑤当估计真菌感染可能性大时应选用有效抗真菌药物。

2.抗病原微生物治疗

(1)金黄色葡萄球菌:首选药为苯唑西林或氯唑西林单用或联合利福平、庆大霉素;替代药物为头孢唑啉或头孢呋辛、克林霉素、复方磺胺甲噁唑、氟喹诺酮类。耐甲氧西林金黄色葡萄球菌首选药物为(去甲)万古霉素单用或联合利福平或奈替米星;替代药为(须经体外药敏试验)氟喹诺酮类、碳青霉烯类或替考拉宁。

(2)肠杆菌科(大肠埃希菌、克雷伯菌、变形杆菌、肠杆菌属等):首选药为第二、三代头孢菌素联合氨基糖苷类(参考药敏试验可以单用);替代药为氟喹诺酮类、氨曲南、亚胺培南、β-内酰胺类/β-内酰胺酶抑制剂。

(3)流感嗜血杆菌:首选物为第二、三代头孢菌素、新大环内酯类、复方磺胺甲噁唑、氟喹诺酮类;替代药为β-内酰胺类/β-内酰胺酶抑制剂(氨苄西林/舒巴坦钠、阿莫西林/克拉维酸)。

(4)铜绿假单胞菌:首选药为氨基糖苷类、抗假单胞菌β-内酰胺类(如哌拉西林/他佐巴坦、替卡西林/克拉维酸、美洛西林、头孢他啶、头孢哌酮/舒巴坦钠等)

及氟喹诺酮类;替代药为氨基糖苷类联合氨曲南、亚胺培南。

(5)不动杆菌:首选药为亚胺培南或氟喹诺酮类联合阿米卡星或头孢他啶、头孢哌酮/舒巴坦钠。

(6)军团杆菌:首选药为红霉素或联合利福平、环丙沙星、左氧氟沙星;替代药为新大环内酯类联合利福平,多西环素联合利福平、氧氟沙星。

(7)厌氧菌:首选药为青霉素联合甲硝唑、克林霉素、β-内酰胺类/β-内酰胺酶抑制剂。替代药为替硝唑、氨苄西林、阿莫西林、头孢西丁。

(8)真菌:首选药为氟康唑,酵母菌(新型隐球菌)、酵母样菌(假丝酵母属)和组织胞浆菌大多对氟康唑敏感。两性霉素B抗菌谱最广,活性最强,但不良反应重,当感染严重或上述药物无效时可选用。替代药为氟胞嘧啶(假丝酵母、隐球菌)、咪康唑(芽生菌属组织胞浆菌属、隐球菌属、部分假丝酵母)伊曲康唑(曲菌、假丝酵母、隐球菌等)。

(9)巨细胞病毒:首选药为更昔洛韦单用或联合静脉用免疫球蛋白,或巨细胞病毒高免疫球蛋白。替代药为膦甲酸钠。

3.疗程

应采取个体化治疗,治疗时间长短取决于感染的病原体、严重程度、基础疾病及临床治疗反应等。以下是一般的建议疗程。流感嗜血杆菌的疗程为10~14天,肠杆菌科细菌、不动杆菌的疗程为14~21天,铜绿假单胞菌为21~28天,金黄色葡萄球菌为21~28天,其中耐甲氧西林金黄色葡萄球菌可适当延长疗程。卡氏肺孢子虫的疗程为14~21天,军团菌、支原体及衣原体的疗程为14~21天。

(三)重症肺炎的支持治疗

1.机械通气

重症肺炎累及各脏器功能,在治疗上除了营养、液体等一般意义上的支持外,各脏器的功能支持十分重要,重症肺炎患者不同器官功能损害机制各不相同、治疗各异,但核心问题是呼吸功能的支持。通过呼吸支持,有效纠正缺氧和酸中毒,是防止和治疗心、肾功能损害的基础。部分重症肺炎患者需要机械通气支持,尤其是有基础疾病、免疫抑制、营养不良、老年人和伴有败血症者,需要机械通气的比例明显升高。导致呼吸衰竭或急性呼吸窘迫综合征的病原体包括肺炎链球菌、军团菌、肠道革兰氏阴性杆菌、金黄色葡萄球菌、卡氏肺孢子虫、结核分枝杆菌、流感病毒、呼吸道合胞病毒等。

肺炎并发呼吸衰竭的病理、生理特征是肺实变导致通气/血流比例失调,并伴有肺泡毛细血管膜损伤和肺水肿。不同病原体引起的损害可以不同，如病毒多为间质性肺炎，肺泡毛细血管的损伤重于肺实质，而卡氏肺孢子虫肺炎主要是肺泡内大量泡沫状分泌物渗出；但到了后期，肺间质损害反而可能并不突出。无论肺实质与肺间质损害何者为重，肺炎并发呼吸衰竭的生理学改变与急性呼吸窘迫综合征相似，包括顽固性低氧血症、肺内分流、肺顺应性降低等。需要指出，尽管肺炎并发呼吸衰竭或急性呼吸窘迫综合征的病变可以是弥散性的，但实际上并不均匀，所以有两室（病变肺区和功能正常肺区）或三室（病变肺区、功能正常肺区和功能接近正常肺区）模型之说。机械通气的目标应是使病变肺区萎陷的肺泡重新充氧，而避免功能正常或接近正常的肺泡过度充气和膨胀，既改善气体交换，又能使肺泡充盈的压力消耗和气压伤并发症降至最低程度。为实现这一目标，呼吸机应用参数应是低吸气压（低潮气量），适当延长吸气时间和适当使用呼气末正压，呼气末正压调节的原则为在确保 $FiO_2<0.5$，$PaO_2>8.0$ kPa（60 mmHg）的情况下，使用最低的呼气末正压。对于广泛单侧肺炎导致呼吸衰竭的患者，有人建议单侧通气，以避免既未能充分改善患侧通气反而使健侧通气大量增加导致通气/血流比例失调恶化。但单侧通气需要双腔气管插管，实践上颇有困难。有学者采用健侧卧位机械通气的方法，颇为有效。原有慢性阻塞性肺疾病并出现二氧化碳潴留者，机械呼吸应注意改善通气，纠正呼吸性酸中毒，但也并不要求 PCO_2 降至正常，重点在纠正低氧血症和减轻呼吸肌劳累。

机械通气的衔接可凭借的方式有面罩和人工气道（气管插管与切开）。有学者认为衔接方式的选择应重点参考患者意识状态、呼吸道分泌物多少及呼吸肌劳累程度等，对意识欠清、不能自主排痰和呼吸肌疲劳的患者应当采用气管插管。在已经接受抗生素治疗无效，而病原学诊断不明者应尽早进行气管插管，一方面可行呼吸支持为抢救患者争取时间，另一方面可方便直接从下呼吸道采样，进一步做病原学检查。

2.营养支持治疗

重症肺炎因炎症、发热、低氧血症、呼吸功增加及交感神经系统兴奋等因素可使患者处于高代谢状态，所以治疗初始即应予以营养支持。

（1）营养支持的方案：①采用高蛋白、高脂肪、低糖类的胃肠外营养液。②蛋白质、脂肪、糖类的热量比分别为20%、20%～30%和50%。③每天的蛋白质摄入量为1.5～2.0 g/kg，卡氮比为628～753 kJ(150～180 kcal)：1 g，危重患者可高达837.0～1 255.2 kJ(200～300)kcal：1 g。④每天适量补充各种维生素及微量元素。依据临床情况调整电解质用量，尤其注意补充影响呼吸功能的钾、镁、磷等元素。

(2)营养支持的途径和方法:①肠道内营养,可分部分肠内营养和全肠道内营养。重症肺炎一般采用全肠道内营养,通过鼻胃插管、胃肠道造瘘的方法予以支持治疗,通常选择患者较易接受的鼻胃插管。肠道内营养为营养支持的最佳途径,因为它符合肠道生理过程;降低呼吸衰竭患者的上消化道出血的发生率;避免营养液对患者肝实质的影响(肝脂肪变性)操作技术、护理要求相对简便;可避免肠道外营养过程中易出现的可怕的并发症。②部分肠道内和肠道外营养。③肠道外营养,可分部分肠外营养和全肠外营养。通过外周静脉营养和深静脉营养予以治疗,具体选择取决于营养液的剂型、成分、渗透浓度及外周静脉条件。

(四)重型肺炎的具体治疗方案

1.氧气吸入

休克时组织普遍缺氧,所以即使无明显发绀,给氧仍属必要。氧气可经鼻导管输入。输入氧浓度以40%为宜,氧流量为5~8 L/min。

2.抢救休克

(1)补充血容量:如患者无心功能不全,快速输入有效血容量是首要的措施。首次输入1 000 mL,于1小时内输完最理想。开始补液时宜同时建立2条静脉通道:1条快速扩容,补充胶体液;另1条静脉滴注晶体液。输液的程序原则为"晶胶结合、先胶后晶、胶一晶三、胶不过千"输液速度为"先快后慢、先多后少"力争在数小时内逆转休克,尤其是最初2小时内措施是否有力乃成功的关键。抗休克扩容中没有一种液体是完善的,需要各种液体合理组合,才能保持细胞内、外环境的相对稳定。

1)胶体液:常用药物为低分子右旋糖酐,其作用为提高血浆胶体渗透压,每克低分子右旋糖酐可吸入细胞外液20~50 mL,静脉注射后2~3小时作用达高峰,4小时后消失,所以需快速滴入。同时,它还有降低血液黏稠度,疏通微循环的作用。用法及用量为500~1 000 mL/d,静脉滴注。或输入利血平、聚明胶肽、羟乙基淀粉130/0.4氯化钠注射液及新鲜血浆。

2)晶体液:常用的平衡盐溶液有乳酸钠林格液或2∶1溶液,平衡盐溶液的组成成分与细胞外液近似,应用后可按比例分布于血管内的细胞外液中,所以具有提高功能性细胞外液容量的作用。代谢后又可供给部分碳酸氢钠,对纠正酸中毒有一定功效。

3)各种浓度葡萄糖液:5%、10%葡萄糖液主要供给水分和能量,减少消耗,不能维持血容量。25%~50%葡萄糖则可提高血管内渗透压,具有短暂扩容及渗透性利尿作用，所以临床上也可作为非首选的扩容药应用。

(2)纠正酸中毒：休克时都有酸中毒。组织的低灌流状态是酸中毒的基本原因，及时纠正酸中毒，可提高心肌收缩力，降低毛细血管通透性，提高血管对血管活性药物的效应，改善微循环并防止弥散性血管内凝血的发生。5%碳酸氢钠最为安全有效，宜首选。它具有以下优点：解离度大，作用快，能迅速中和酸根；为高渗透性液体，兼有扩容作用，可使 2～3 倍的组织液进入血管内。

(3)血管活性药物：血管活性药物必须在扩容、纠正酸中毒的基础上应用。

1)血管收缩药物：此类药物可使灌注适当增高，从而改善休克。但是如果使用不当，则使血管强烈收缩，外周阻力增加，心排血量下降，反而减少组织灌注，使休克向不可逆方向发展，加重病情。血管收缩药适用于休克早期，在血容量未补足之前、尿量＞25 mL/h 时，短暂使用可以增加静脉回流和每搏输出量，保证重要器官的血液流量，有利于代偿功能的发挥。常用的缩血管药有去甲肾上腺素和间羟胺(阿拉明)。①去甲肾上腺素 2～6 mg 加入 500 mL 液体中以每分钟 30 滴的速度静脉滴注，使收缩压维持在 12～133 kPa，随时调整滴速及药物浓度，血压稳定 30 分钟后逐渐减量，可与酚妥拉明合用，后者浓度为 2～4 mg/mL，每分钟滴速为 20～40 滴。②间羟胺 10～20 mg 加入 5%～10%葡萄糖液中静脉滴注。该药不良反应小，血压上升比去甲肾上腺素平稳。

2)血管扩张剂：近年来认识到休克的关键不在血压而在血流。由于微循环障碍的病理基础是小血管痉挛，所以目前多认为应用血管扩张药物此应用缩血管药物更为合理和重要。但应在补充血容量的基础上给予。①多巴胺：小剂量时对周围血管有轻度收缩作用，但对内脏血管则有扩张作用，用后可使心肌收缩力增强，心排血量增加，肾血流量和尿量增加，动脉压轻度增高，并有抗心律失常作用。大剂量时则主要起兴奋 α 受体作用，进而产生不良后果。用法和用量：10～20 mg 加入葡萄糖溶液中 500 mL 中，以每分钟 20～40 滴速度静脉滴注。②异丙肾上腺素：能扩张血管，增强心肌收缩力和加快心率，降低外周总阻力和中心静脉压。用法为异丙肾上腺素 1 mg 中加入葡萄糖 500 mL 中，每分钟 40～60 滴。③酚妥拉明：为 α-受体阻滞剂，药理作用以扩张小动脉为主，也能轻度扩张小静脉。有研究认为此药对 β 受体也有轻度兴奋作用，可增加心肌收缩力，加强扩张血管作用，明显降低心脏不良反应，而不增加心肌氧耗，并具有一定的抗心律失常作用但缺点是增加心率。此药排泄迅速，给药后 2 分钟起效，维持时间短暂。停药 30 分钟后消失，由肾脏排出。用法：抗感染性休克时酚妥拉明通常采用静脉滴注给药。以 10 mg 酚妥拉明稀释于 5%葡萄糖液 100 mL，开始时用

0.1 mg/min 的速度静脉滴注，逐渐增加剂量，最高可达 2 mg/min，同时严密监测血压、心率，调整静脉滴注速度，力求取得满意疗效。其不良反应主要有鼻塞、眩晕、虚弱、恶心、呕吐、腹泻、血压下降、心动过速。肾功能减退者慎用。

3)山莨菪碱：山莨菪碱是胆碱能受体阻滞剂，能直接松弛痉挛血管，兴奋呼吸中枢，抑制腺体分泌，且其散瞳作用较阿托品弱，无蓄积作用，半衰期为40分钟，毒性低，所以是相当适用的血管扩张剂。山莨菪碱的一般用量因休克程度不同、并发症不同、病程早晚、个体情况而有差异。早期休克用量小，中、晚期休克用量大。一般由 10～20 mg 静脉注射开始，每隔 5～30 分钟逐渐加量，可达每次 40 mg 左右，直至血压回升、面色潮红、四肢转暖。可减量维持。山莨菪碱治疗的禁忌证为过高热(39 ℃以上)，但降温后仍可应用；烦躁不安或抽搐者，用镇静剂控制后仍可应用；血容量不足，须在补足有效血容量的基础上使用；青光眼、前列腺肥大。

3.抗生素的应用

在获得痰、尿及其他体液培养结果以前，开始治疗时只能凭经验估计病原菌。选用强有力的广谱杀菌剂，待致病菌明确后再行调整。剂量宜大，最好选用2～3种联合应用。抗生素应用的原则是“足量、联合、静脉、集中”最好选用对肾脏无毒或毒性较低的抗生素。

低肺炎链球菌耐药发生率时(＜5%)，首选头孢或青霉素/β-内酰胺酶抑制剂加红霉素；高肺炎链球菌耐药发生率时(＞5%)或居住养老院的老年患者应首选第三代头孢加大环内酯类。替代药为第四代头孢加大环内酯类，亚胺培南/西司他丁(泰能)加大环内酯类，环丙沙星或新喹诺酮类。

如伴有慢性阻塞性肺疾病或支气管扩张而疑有铜绿假单胞菌感染时，首选头孢他啶加氨基糖苷类，也可加用大环内酯类或环丙沙星。

对有厌氧菌感染可能的卧床患者或伴有系统疾病者，首选氨基青霉素/β-内酰胺酶抑制剂加克林霉素或亚胺培南/西司他丁。

目前常用的抗生素有如下几类。

(1)青霉素类。①青霉素对大多数革兰氏阳性球菌、分枝杆菌、革兰氏阴性球菌，均有强大的杀菌作用，但对革兰氏阴性分枝杆菌作用弱。目前，青霉素主要大剂量用于敏感的革兰氏阳性球菌感染，在感染性休克时给予超大剂量静脉滴注。金黄色葡萄球菌感染时应做药敏监测。大剂量青霉素静脉滴注时由于它是钾盐或钠盐，疗程中需随时监测血清钾、钠。感染性休克时用量用至(800～960)$\times 10^4$ U/d，分次静脉滴注。②半合成青霉素。苯唑西林(苯唑青霉素，新青霉素Ⅱ)：本品对耐药性金黄色葡萄球菌疗效好，4～6 g/d，分次静脉滴注。氨苄西林：主要用于伤寒、副伤寒、革兰氏阴性杆菌败血症等。成人用量为 3～6 g/d，分次静脉滴注或肌内注射。羧苄西林：治疗铜绿假单胞菌败血症，成人用量为 10～20 g/d，分次静脉滴注或肌内注射。③青霉素与β-内酰胺类抑制剂的复合制剂。阿莫西林-克拉维酸钾：用于耐药菌引起的上呼吸道、下呼吸道感染，皮肤软组织感染，术后感染和尿道感染等。成人每次 1 片，每天 3 次，口服；严重感染时每次 2 片，每天 3 次。氨苄西林-舒巴坦钠：对大部分革兰氏阳性菌、革兰氏阴性菌及厌氧菌有抗菌作用。成人用量为每天 1.5～12 g，分 3 次静脉注射，或每天 2～4 次，口服。

(2)头孢菌素类：本类抗生素具有抗菌谱广、杀菌力强，对胃酸及β-内酰胺酶稳定，变态反应少等优点。现已应用到第四代产品，各代产品各有优点。

第一代头孢菌素：本组抗生素有以下特点。对革兰氏阳性菌的抗菌力较第二、三代强，所以主要用于耐药性金黄色葡萄球菌感染，对革兰氏阴性菌作用差；对肾脏有一定毒性，且较第二、三代严重。①头孢唑啉：成人 2～4 g/d，肌内注射或静脉滴注。②头孢拉定：成人 2～4 g/d，静脉滴注，每天用量不超过 8 g。

第二代头孢菌素：本组抗生素有以下特点。对革兰氏阳性菌作用与第一代相仿或略差；对多数革兰氏阴性菌作用增强，常用于大肠埃希菌属感染；部分对厌氧菌高效；肾脏毒性小。①头孢孟多：治疗重症感染，成人用至 8～12 g/d，静脉注射或静脉滴注。②头孢呋辛：治疗重症感染，成人用至 4.5～8 g/d，分次静脉注射或肌内注射。

第三代头孢菌素：本组抗生素有以下特点。对革兰氏阳性菌有相当的抗菌作用，但不及第一、二代；对革兰氏阴性菌包括肠杆菌、铜绿假单胞菌及厌氧菌如脆弱类分枝杆菌有较强的作用；其血浆半衰期长，有一定量渗入脑脊液；对肾脏基本无毒性。①头孢他啶：临床上用于单种的敏感细菌感染，及 2 种或 2 种以上混合细菌感染。成人用量 1.5～6.0 g/d，分次肌内注射或静脉滴注。②头孢曲松(罗氏芬)：成人用量 1.0 g/d，分次肌内注射或静脉滴注。③头孢哌酮：成人用量 6～8 g/d，分次肌内注射或静脉滴注。

(3)氨基糖苷类抗生素：本类抗生素对革兰氏阴性菌有强大的抗菌作用，且在碱性环境中增强。其中卡那霉素、庆大霉素、妥布霉素、阿米卡星等对各种需氧革兰氏阴性杆菌具有高度的抗菌作用。厌氧菌对本类抗生素不敏感。本类抗生素应用时须注意老年人应慎用；休克时肾血流减少，用量不要过大，还要注意复查肾功能；尿路感染时应碱化尿液；与呋塞米、依他尼酸、甘露醇等药联用时增强其耳毒性。①庆大霉素:成人用量$(16\sim24)\times10^4$ U/d,分次肌内注射或静脉滴注。忌与青霉素混合静脉滴注。②硫酸卡那霉素:成人用量 1.0～1.5 g/d,分2～3 次肌内注射或静脉滴注,疗程不超过 14 天。③硫酸妥布霉素:成人每天1.5 mg/kg,每 8 小时 1 次,分 3 次肌内注射或静脉滴注。

(4)大环内酯类抗生素:大环内酯类抗生素作用于细菌细胞核糖体 50S 亚单位,阻碍细菌蛋白质的合成,属于生长期抑菌药。本品主要用于治疗耐青霉素的金黄色葡萄球菌感染和青霉素过敏的金黄色葡萄球菌感染。近年来常用阿奇霉素,用法用量:成人 500 mg,每天 1 次口服,或 0.25～0.50 g 加入糖或盐水中静脉滴注。

(5)喹诺酮类抗生素:喹诺酮类抗生素以细菌的脱氧核糖核酸为靶,阻碍 DNA 回旋酶合成,使细菌细胞不再分裂。喹诺酮按发明的先后及抗菌性能不同,分为第一、二、三代。①第一代喹诺酮只对大肠埃希菌、痢疾杆菌、克雷伯菌及少部分变形杆菌有抗菌作用。具体品种有萘啶酸和吡咯酸,因疗效不佳现已少用。②第二代喹诺酮在抗菌谱方面有所扩大,对肠杆菌属、枸橼酸杆菌属、铜绿假单胞菌、沙雷杆菌也有一定抗菌作用。主要有吡哌酸。③第三代喹诺酮的抗菌谱进一步扩大,对葡萄球菌等革兰氏阳性菌也有抗菌作用。目前临床主要应用第三代喹诺酮。其主要不良反应有胃肠道反应,中枢反应(如头痛、头晕、睡眠不良等),可致癫痫发作,可影响软骨发育,孕妇及儿童慎用。

(6)万古霉素:用于耐甲氧西林的葡萄球菌。成人每天 1～2 g,分 2～3 次静脉滴注。

4.非抗微生物治疗

非抗微生物治疗领域,有 3 种方法最有希望:急性呼吸衰竭时的无创通气,低氧血症的治疗和免疫调节。

(1)无创通气:持续气道正压用于卡氏肺孢子虫肺炎的辅助治疗。对于重症社区获得性肺炎,用无创通气后似乎吸收及康复更快。将来的研究应弄清无创通气能在多大程度上避免气管插管,对疾病结果到底有无影响。

(2)免疫调节治疗。①粒细胞集落刺激因子:延长中性粒细胞体外存活时间,扩大中性粒细胞的吞噬活力,增强呼吸爆发。促进中性粒细胞的成熟和肺内流。重组人粒细胞集落刺激因子在非粒细胞数量减少的肺炎球菌和假单胞菌肺炎动物的使用研究显示其可增加外周血支气管肺泡灌洗液中白细胞数量,增强细菌的清除和动物成活率。754 例社区获得性肺炎住院患者皮下注射此刺激因子 300 μg/d×10,外周白细胞计数增加 3 倍,但临床结果无改变。②IFN-γ:促进巨噬效应细胞的功能，包括刺激呼吸爆发，抗原递呈，启动巨噬细胞起源的肿瘤坏死因子释放，增强巨噬细胞体外吞噬和抗微生物活力。对中性粒细胞有类似作用。在体内，IFN-γ 缺乏可造成肺对细胞内病原体的清除障碍。③CD40L：促进 T 细胞和 B 细胞、树突状细胞的有效作用，直接刺激 B 细胞。在清除细胞内细菌的细胞免疫反应和清除细胞外细菌的体液免疫反应中起作用。动物试验显示有增强肺清除呼吸道合胞病毒和防止卡氏肺孢子虫肺炎发展的作用。④CpG 二核苷酸：选择性增强自然杀伤细胞活力，激活抗原递呈细胞，上调 CD40，启动Ⅰ型细胞因子反应，对外来抗原产生细胞毒性 T 细胞。

5.激素的使用

皮质激素有广泛的抗感染作用：预防补体活化、减少一氧化氮的合成、抑制白细胞的黏附和聚集、减少血小板活化因子、肿瘤坏死因子-α、IL-1 和前列腺素对不同刺激时的产生。大样本的、随机的研究和荟萃分析显示大剂量、短疗程的激素治疗不能降低感染性患者的病死率。一项 8 个患者的随机对照、双盲研究显示，使用氢化可的松（50 mg，静脉滴注，每 6 小时 1 次）或氟氢可的松（50 mg，口服，每天 1 次）7 天，肾上腺功能不全者，28 天存活率要显著高于安慰剂对照组。在肾上腺功能无法测试或出结果前，对有升压药依赖、有败血性休克的机械通气和有其他器官功能障碍者，使用激素可能合理。

第三节　急性肺源性心脏病

一、定义及概况

急性肺源性心脏病简称急性肺心病，是指主要来自静脉系统或右心的栓子进入肺循环，引起肺动脉主干或其分支的广泛栓塞，并伴发广泛肺动脉痉挛，使肺循环受阻，肺动脉压急剧升高，超越右心所能负荷的范围，从而引起右心室急剧扩张和急性右心衰竭。大块肺动脉栓塞尚可引起猝死。其中肺血栓栓塞症（pulmonary thromboembolism，PTE）是最常见的一种。

二、病因

急性肺源性心脏病病因较多，最常见于急性大面积肺梗死，而严重肺动脉血栓栓塞是最常见原因，栓子的主要来源有周围静脉栓塞，常见栓子来源有髂外静脉、股静脉、深股静脉、腘静脉，其次为生殖腺静脉(卵巢或睾丸静脉)、子宫静脉、盆腔静脉丛、大隐静脉等，以下肢深部静脉栓塞和盆腔静脉血栓形成或血栓性静脉炎的血栓脱落为常见。久病或手术后长期卧床、静脉曲张、右心衰竭、静脉内插管、红细胞增多症、血小板增多症、抗凝血酶的缺乏等引起的高凝状态所致血流淤滞，静脉炎后所致静脉管壁损伤均易导致血栓形成。盆腔炎、腹部手术、分娩是促进局部静脉血栓形成与血栓性静脉炎的重要因素。肺、胰腺、消化道和生殖系统的肿瘤易合并肺血栓。这与肿瘤细胞产生激活凝血系统的物质(组织蛋白，组织蛋白酶)有关。其次右心血栓可导致急性肺源性心脏病，血栓可来自右心房(如长期心房颤动，右心房的附壁血栓脱落)，来自右心室(如心肌梗死波及到右心室心内膜下引起附壁血栓脱落时)，还有心内膜炎时肺动脉瓣或三尖瓣的赘生物脱落引起肺动脉栓塞。此外，空气栓塞也占一定比例，心血管手术、肾周空气造影、人工气腹等，因操作不当，空气进入右心腔或静脉所致的气栓。空气栓塞是目前造成非血栓肺栓塞的常见原因。还有癌栓、脂肪栓塞及其他(如细菌性心内膜炎、动脉内膜炎、化脓性静脉炎后的菌栓；分娩时羊水栓塞；急性寄生虫病有大量成虫或虫卵进入肺循环引起的广泛的肺动脉栓塞)。口服避孕药也是导致肺动脉栓塞的危险因素。

三、病理

常见 PTE 病理表现为大块栓子或多个栓子阻塞在肺总动脉，骑跨在左、右肺动脉分叉处或分别阻塞左、右肺动脉。有时栓子向右心室延伸至阻塞部分肺动脉瓣。右心室扩大，其心肌及左心室心肌，尤其是心内膜下心肌，可能因休克或冠状动脉反射性痉挛引起严重缺氧而常有灶性坏死。PTE 可以是单发的，但多发或双侧性的栓塞更为常见，其成因可能是血栓反复脱落或新鲜血栓在通过心腔或进入肺动脉后由于机械和(或)纤溶作用，破碎成多个较小的血栓。常见表现为下肺多于上肺，特别好发于右下叶肺，约达 85%，这与血流及引力有关。若纤溶机制不能完全溶解血栓，24 小时后栓子的表面即逐渐被内皮样细胞被覆，3 周后牢固贴于动脉壁，血管重建。早期栓子退缩，血流再通的冲刷作用，覆盖于栓子表面的纤维素、血小板凝集物及溶栓过程，都可以产生新栓子进一步栓塞小的血管分支。栓子是否引起肺梗死由受累血管大小、栓塞范围、支气管动脉供给血流的能力及阻塞区通气适当与否决定。肺梗死多发生在下叶，尤其在肋膈角附近，常呈楔形，其底部在肺表面略高于周围的正常肺组织，呈红色。梗死区肺表面活性物质减少可导致肺不张。胸膜表面常见渗出，产生血性或浆液性胸腔渗液,1/3 为血性。存活者梗死处坏死组织逐渐被吸收,最后形成瘢痕。

脂肪栓塞多见于严重创伤或骨折后,尤其是长骨(如股骨干骨折)或骨盆多发性骨折、严重挫伤、挤压伤造成脂肪组织大面积损伤以及骨髓碎片或脂肪颗粒进入静脉血流,经过右心进入肺微小动脉或毛细血管所致。除脂肪滴机械阻塞外,尚存在继发性化学炎症反应机制。栓塞部位的中性脂肪在被激活的脂肪酶的作用下,释放出活性游离脂肪酸,刺激局部肺间质,发生生物化学性炎症反应,损伤毛细血管和肺泡,引起肺组织水肿、缺血、缺氧、出血甚至肺不张,严重者发生急性呼吸窘迫综合征。

羊水栓塞主要见于分娩过程中,是在某些病理因素作用下,羊水中的胎儿产物(如胎粪、鳞状上皮、毛发、胎脂、黏液等)通过有缺陷的子宫肌层或胎盘附着部位的静脉窦、破裂的宫颈内膜静脉,进入母体循环所致的。胎盘早剥、胎膜破裂及胎膜早破为此提供了通路。使用过量催产药物后子宫内压力增高为羊水进入血液循环提供了条件。羊水栓塞引起肺栓塞不完全是因为羊水中的有形成分引起的机械阻塞,羊水入血后激发的一系列炎症、血管活性物质释放和过敏样反应可能是最重要的机制。

空气栓塞是内科穿刺等治疗和外科手术的严重并发症之一,少数可由外伤引起。空气栓塞又分为动脉型和静脉型。动脉型空气栓塞主要是空气进入左心房、左心室和周围动脉系统而引起的栓塞;静脉型空气栓塞主要是空气进入周围静脉、右心和肺动脉系统,经血液搅拌为泡沫状,严重阻碍右心室及肺动脉血流,可造成急性右心衰竭,甚至死亡,少量气泡可通过肺小动脉、毛细血管或肺内动静脉吻合支进入体循环,到达心脏、脑、肾等。

四、病理生理

(一)常见表现

血栓运行到肺部对肺循环影响的大小,视血管阻塞的部位、面积、肺循环原有的储备能力及肺血管痉挛的程度而定。一般小的栓塞对血液循环影响不大,血栓机化后,阻塞的肺动脉可再通。当两侧的肺动脉主要分支被巨大的血栓阻塞以及血栓表面的血小板崩解释放体液因子如组胺、5-羟色胺、多种前列腺素、血栓素 A_2 等进入肺循环,可引起广泛肺细小动脉痉挛。可引起呼吸的病理生理改变:①肺泡无效腔增大,当某一支动脉被血栓完全阻塞时,无灌注的肺泡不能进行有效的气体交换,所以肺泡无效腔(VD/VT)增大。②V/Q 比例失调,出现肺萎陷、不张和梗死区域,如有残存血流,可形成低 V/Q 区。通气血流比例失调是形成低氧血症的主要原因。③通气受限，较大的栓塞可引起反射性支气管痉挛，同时5-羟色胺、组胺和缓激肽等也促使气道收缩，均可引起气腔及支气管痉挛，可加重呼吸困难。当支气管肺泡明显收缩时，可产生高碳酸血症，进一步造成肺毛细血管阻滞。④肺泡表面活性物质减少，肺泡可变形及塌陷，出现充血性肺不张及局限肺水肿，可导致肺萎陷，肺顺应性下降；同时可引起血管漏出增加，产生局部或弥漫性肺水肿和肺不张，导致通气和弥散功能进一步下降。在临床上可出现咯血及严重缺氧。⑤肺内右向左分流，通气功能障碍、肺不张及严重的肺动脉高压引起的动静脉短路开放，所以引起肺内右向左分流。⑥胸膜受累，栓塞部位临近胸膜时，可引起胸腔积液，积液多为渗出性，也可为血性。

当大量的小栓子同时发生肺小动脉栓塞造成肺循环横断面积阻塞超过一半时，可使肺动脉压急剧升高。因右心室无法排出从体循环回流的血液，随即发生右心室扩张与右心衰竭。此外，由于左心回心血量锐减，左心室输出量突然降低，体循环动脉压下降，可发生不同程度的休克。

(二)非典型表现

发生PTE后，由于血管堵塞及缩血管物质释放，引起肺血管床的减少，使肺毛细血管血流阻力增加，其中最主要的是机械阻塞作用。阻力增加和缺氧可引起肺动脉高压，约70%的PTE患者肺动脉平均压(mPAP)＞2.7 kPa(20 mmHg)，常为3.3～4.0 kPa(25～30 mmHg)。右心室充盈压增加，心脏指数下降；肺血管床被阻塞50%～70%时，出现持续的严重肺动脉高压；阻塞达85%时，出现所谓断流现象，可导致猝死。

肺动脉高压导致右心室后负荷增加，右心室壁张力增高，心排血量下降，体循环淤血，出现急性肺源性心脏病。右心室扩大，右室充盈压升高，室间隔左移，加之受到心包的限制，可引起左室充盈下降，导致体循环压力减低，严重时可出现休克。主动脉内低血压和右心房压升高，使冠状动脉灌注压下降，心肌血流减少，特别是右心室内膜下心肌处于低灌注状态，加之急性肺栓塞时心肌耗氧增加，可致心肌缺血诱发心绞痛。

新鲜血栓上面覆盖有多量的血小板及凝血酶，栓子在肺血管树内移动时，引起血小板活化并脱颗粒，释放各种血管活性物质，如5-羟色胺、血栓素A_2等。这些介质具有收缩肺血管作用，使肺动脉压力增高和血管通透性改变，它们还可以刺激肺的各种神经受体，包括肺泡壁上的J受体和气道的刺激受体，从而引起胸闷。

五、临床表现

(一)常见症状和体征

1.症状

发生大块栓塞或多发性梗死时,患者起病急骤,常突然发生不明原因的呼吸困难、气促、发绀、剧烈咳嗽、窒息感、心悸和咯血。其中呼吸困难严重且持续时间长,呼吸困难的特征是浅而速,呼吸频率为 40～50 次/分。咯血常为小量咯血,每次 20～30 mL。大咯血少见。重者有烦躁不安、神志障碍、惊恐甚至濒死感。发作时因伴脑供血不足,有伴昏厥(也可为 PTE 的唯一或首发症状)。

病变累及胸膜时,因栓塞部位附近的胸膜有纤维素性炎症,可出现剧烈胸膜炎性胸痛并放射至肩部,与呼吸有关,据此可判断肺栓塞的部位。

临床上有时出现所谓肺梗死三联征,即同时出现呼吸困难、胸痛及咯血,但仅见于不足 30%的患者。

肺梗死后综合征:一般肺血栓后 5～15 天可出现类似心肌梗死后综合征,如有心包炎、发热、胸骨后疼痛、胸膜炎、白细胞计数增多及红细胞沉降率快等。

2.体征

(1)肺部体征:常见呼吸急促,肤色苍白或发绀,肺大块梗死区域因肺不张、心力衰竭、肺泡表面活性物质丧失致毛细血管渗透性改变,因此常可闻及细湿啰音。神经反射及介质作用可引起小支气管的痉挛、间质水肿等,使肺部出现哮鸣音。叩诊浊音,呼吸音减弱,或有哮鸣音和(或)细湿性音,如肺梗死病变累及胸膜可闻及胸膜摩擦音或有胸腔积液体征。偶在肺部听到一连续或收缩期血管杂音,且吸气期增强,是因血流通过狭窄的栓塞部位引起湍流所致,也可发生于栓子开始溶解时。

(2)心脏体征:心动过速往往是肺栓塞的唯一及持续的体征。大块肺栓塞患者,右心负荷剧增,心浊音向右扩大,心底部肺动脉段浊音可增宽,可伴明显搏动,肺动脉瓣区第二音亢进及分裂,有响亮收缩期喷射性杂音伴震颤,可有舒张期杂音及奔马律,吸气时增强,若用 Valsalva 方法检查时,即减轻或消失。当有每搏输出量急骤下降时,肺动脉压也下降,肺动脉第二音可不亢进。脉细速,血压低或测不到,心率增快,心前区奔马律、阵发性心动过速、心房扑动或心房颤动等心律失常。

(二)非典型表现

1.心搏骤停

老年人急性肺源性心脏病可出现心搏骤停。

2.症状不典型

无咯血胸痛,仅表现为胸闷与气短。

3.其他体征

可伴发热,早期可有高热,低热持续 1 周或 1 周以上。右心衰竭时,颈静脉怒张,肝大并有疼痛及压痛。急性期下肢水肿多不明显。如有横膈胸膜炎或充血性脏器肿大时可伴有急性腹痛。

六、实验室检查

(一)血浆 D-二聚体测定

血浆 D-二聚体的快速测定对血栓栓塞性疾病具有早期诊断价值,能够反映疾病的发展变化、严重程度,了解血栓形成过程,估计抗凝、溶栓治疗效果和预后。血浆 D-二聚体诊断肺血栓栓塞症的敏感度高达 92%～100%,但特异度较低,仅有 40%～43%。如血浆 D-二聚体<500 μg/L 提示无肺栓塞存在。但病程长又无新的血栓形成时,血浆 D-二聚体可不高;外伤、手术、心血管病、肿瘤、炎症、高龄等因素可使其升高,故血浆 D-二聚体测定最好用于疑似肺血栓栓塞症而不合并急性全身疾病的患者,应当结合其他临床资料综合分析。

(二)动脉血气分析

动脉血气分析常表现为低氧血症、低碳酸血症,PaO_2 平均为 8.3 kPa (62 mmHg),原有心肺疾病的患者肺栓塞时 PaO_2 更低,但 PaO_2 无特异性,无低氧血症也不能排除肺栓塞。部分患者的血气结果可以正常。

七、器械检查

(一)心电图

1.常见心电图表现

心电图检查主要表现为急性右心室扩张和肺动脉高压,典型的心电图表现:①电轴显著右偏,极度顺钟向转位,右束支传导阻滞。②Ⅰ、aVL 导联上 S 波加深,Ⅲ、aVF 导联上出现 Q 波,T 波倒置。③肺型P 波。④Ⅰ、Ⅱ、Ⅲ、aVL、aVF 导联上 S～T 段降低,aVR 导联和右胸导联上 R 波常增高,右侧心前导联上T 波倒置。⑤胸前导联过渡区左移,可出现房性或室性心律失常,完全性或不完全性右束支传导阻滞。这些变化可在起病 5～24 小时出现，如病情好转，数天后消失。对心电图改变，需动态观察。心电图检查也是鉴别急性心肌梗死的重要方法。

2.非典型心电图表现

V_1～V_3 导联上 ST 段弓背向上抬高，V_5～V_6 导联上 ST 段轻度下移。QRS 电轴多数右偏，少数也可左偏(≤－300)，或出现 SⅠ、SⅡ、SⅢ征和顺钟向转位。

(二)胸部 X 线检查

1.常见表现

由于肺栓塞的病理变化多端，所以 X 线表现也是多样的，应连续做胸部X 线检查。

(1)肺梗死发病后 24 小时，肺梗死形成早期，X 线检查可无特殊发现，或仅见肋膈角模糊，一侧肺门阴影加深及同侧膈肌上升及呼吸幅度减弱等间接征象。

(2)发病 1～2 天，肺梗死已甚明显，常见改变如下：①X 线发现肺门阴影和肺血管影可较正常为宽，但当一个较大的肺叶或肺段动脉栓塞时，X 线表现为周围肺动脉阴影可有局部变细，阻塞区域的肺纹理减少，以及局限性肺野的透亮度增加。多发性肺动脉有小的 PTE 可引起普遍性肺血流量减少，因此显示肺纹理普遍性减少和肺野透亮度的增加。②心影向两侧扩大，伴上腔静脉及奇静脉增宽。③肺梗死区呈卵圆形或三角形密度增高影，底部向外与胸膜相连，可有胸腔积液影像。两肺多发性肺栓塞时，其浸润阴影颇似支气管肺炎。④肺动脉高压征象较大的肺动脉或较多肺动脉分支发生栓塞时，由于未被栓塞的肺动脉内血流量突然增加，高度充血及扩张，肺动脉段明显扩大突出。尤其是在连续观察下，若右下肺动脉逐渐增粗，横径＞15 mm，则诊断意义更大。一般扩张现象在发病后 24 小时出现，2～3 天达最大值，持续1～2 周。另一个重要征象是外围的肺纹理突然变纤细，或突然终止，如“残根”样。⑤一侧或双侧横膈抬高，发生率为 40%～60%；胸膜增厚、粘连、有少量胸腔积液；盘状肺不张。⑥特异性 X 线表现。汉普顿驼峰征：即肺内实变的致密区呈圆顶状，顶部指向肺门，常位于下肺肋膈角区。另为 Westermark 征：栓塞近侧肺血管扩张，而远侧肺血管纹理缺如。

2.非典型影像表现

急性肺源性心脏病主要原因为肺动脉栓塞，肺栓塞影像表现可不典型，可表现为双下肺球形阴影，与肺炎性假瘤、结核球、肺癌相似，广泛肺栓塞表现似支气管肺炎。可出现多发性腔隙性胸腔积液。

(三)CT肺血管成像

CT肺血管成像不仅可以直接看到血栓和血流阻断，而且有助于排除其他胸部疾病，因而大大提高了诊断正确率。主要发现肺动脉或其分支堵塞呈“截断”现象，或管腔不规则充盈缺损征象者提示肺栓塞。在诊断主干肺动脉和叶干肺动脉上发生的大块时，特异性和敏感性超过95%，而非确定性诊断率仅为3%～10%。分辨率的限制使其仅能可靠地显示肺动脉2～4级分支，即便通过采用薄层和多方位重组提高了肺段及肺亚段动脉血栓的显示率，但由于支气管的变异性较大，对亚段及亚段以下动脉的血栓显像也存在局限性。同时，由于需要迅速推注造影剂，也限制了该检查的应用范围，在原有心功能不全或肾功能不全患者中应用需慎重。

(四)肺动脉造影

1.常见表现

肺动脉造影是目前诊断肺动脉栓塞最可靠的方法，其敏感度约为98%，特异度为95%～98%。可以确定阻塞的部位及范围，若辅以局部放大及斜位摄片，甚至可显示直径为0.5 mm血管内的栓子，一般不易发生漏诊，假阳性很少。肺栓塞时肺动脉造影X线检查最有价值的征象：①血管腔内充盈缺损。肺动脉内有充盈缺损或血管中断对诊断肺栓塞最有意义。②肺动脉截断现象。为栓子完全阻塞一支肺动脉后而造成的。③某一肺区血流减少。一支肺动脉完全阻塞后，远端肺野无血流灌注，局限性肺叶、肺段血管纹理减少。④肺血流不对称。栓子造成不完全阻塞后，造影过程中，动脉期延长，肺静脉的充盈和排空延迟，未受累血管增粗、扭曲，为血流再分配所致。⑤肺动脉高压征象。中心肺动脉增宽，段以下分支变细，右心增大。肺动脉造影有一定危险，特别是并发严重肺动脉高压和急性肺源性心脏病者危险性更大。

2.非典型表现

肺动脉造影易将重叠血管结构误诊为肺栓塞，或难以辨认未完全阻塞的血管，加用数字电影血管造影，可使重叠结构在相对运动中观察更清楚，并可见到往返运动的栓子及造影剂在栓子旁流过的情况，以提高诊断率。

(五)超声心动图

1.常见表现

由于超声心动图敏感性较低，且难以发现肺动脉远端的栓子，所以对肺动脉的诊断价值有限，但因其快速、便捷、无创，并可以在急诊室或重症监护病房进行床旁检查的特点，在对急危患者的诊断和病情评估中占有重要地位，且能够除外其他心血管疾病。

经胸部或经食管二维超声心动图可以直观地看到位于右心房的血栓、活动蛇样运动的组织和不活动无蒂极致密的组织，若患者临床表现同时符合急性肺栓塞，则可以得出诊断；或右心发现肺动脉近端的血栓也可确定诊断。此为直接征象，直接检出肺动脉内栓子并评估其位置、阻塞程度、累及范围，有利于制订治疗方案。

间接征象提示急性肺栓塞：①心腔内径改变。右心室和右心房扩大，尤以右心室增大显著；室间隔左移、左心室内径变小和运动异常等。多数病例的左心室前后径<40 mm，反应肺栓塞造成的左心充盈不良。RV/LV 的比值明显增大。右室壁局部运动幅度降低。②室壁运动异常。室间隔运动异常表现为左心室后壁的同向运动，其幅度常大于其他原因造成的室间隔的异常运动，随呼吸变化幅度增大；右心室游离壁功能异常，右心血流动力学改变、有不能解释的右心舒张功能障碍。③三尖瓣环扩张伴少至中量的三尖瓣反流。④肺动脉高压。M 超声显示肺动脉瓣曲线 α 波浅至消失，CD 段切迹；二维图像上肺动脉增宽，肺动脉瓣关闭向右室流出道膨凸；近端肺动脉扩张内径增加、明显的三尖瓣反流等。

2.非典型表现

有些部位的栓子常难以发现。但超声心动图检出率较低，主要原因：①经胸部超声仅能显示左、右肺动脉主干，不能显示其远端分支，位于叶、段动脉内的血栓无法观察。②患者新鲜陈旧血栓混合，新鲜血栓回声若趋近于无回声区则不能识别。

（六）放射性核素肺扫描

1.常见表现

放射性核素肺扫描是临床无创伤性、对肺动脉栓塞诊断价值较高的常用技术。肺灌注扫描常用^{99m}Tc标记的人体清蛋白微粒静脉注射，几乎全部放射性颗粒都滞留在肺毛细血管前小动脉，放射性核素的分布与肺血流量呈比例。肺栓塞者肺灌注扫描的典型所见是呈肺段分布的灌注缺损，不呈肺段分布者诊断价值有限。肺灌注扫描正常者基本可排除肺动脉栓塞。一般可将扫描结果分为 3 类：①高度可能。其征象为至少 1 个或更多叶、段的局部灌注缺损，而该部位通气良好或胸部 X 线检查无异常。②正常或接近正常。③非诊断性异常。其征象介于高度可能与正常之间，需要做进一步检查，包括下列检查策略：*D*-二聚体测定和临床可能性评估、一系列下肢检查、肺螺旋 CT、肺动脉血管造影等。结果呈高度可能具有诊断意义。

2.非典型表现

值得注意的是，单独灌注显像缺乏特异性，由于某些疾病（如肺炎、肺不张、气胸及慢性阻塞性肺疾病等）导致通气降低时，肺血流灌注也降低。肺实质性病变，如肺气肿、结节病、支气管肺癌及结核等也可引起通气及灌注的降低。因此，上述灌注的缺损并非特异性，仍需有肺通气显像，让患者吸入^{133}Xe等放射性气体，也可用放射性气溶胶发生器，将^{99m}Tc-MAA的某些药物（植酸钠）雾化成放射性气溶胶让患者吸入，沉着于肺泡，然后体外显像，以反映气道的通畅情况。此外，检查时机、显像是否为同期进行均可影响结果的分析。

八、诊断

急性肺源性心脏病的诊断是比较困难的，在临床工作中容易忽略及误诊，如不及时诊断，往往会使患者失去抢救时机。在诊断过程中应注意以下两点。

(1)发现可疑患者，根据突然发病剧烈胸痛、与肺部体征不相称的呼吸困难、发绀、心悸、昏厥和休克表现[尤其发生于长期卧床、手术后、分娩、骨折、肿瘤、心脏疾病(尤其合并心房颤动)、肥胖及下肢深静脉炎等患者]，应考虑肺动脉大块栓塞引起急性肺源性心脏病的可能；排除急性心肌梗死、降主动脉瘤破裂或夹层动脉瘤、急性左心衰竭、食管破裂、气胸等。

(2)对可疑患者进一步检查，结合肺动脉高压的体征和急性右心衰竭的临床表现及心电图、X线检查结果，可以初步诊断。高分辨CT和(或)放射性核素肺灌注扫描检查和选择性肺动脉造影可以诊断栓塞的部位和范围。

九、鉴别诊断

急性肺源性心脏病的临床表现为非特异性，与其他许多疾病的临床表现相类似，因此对临床已发现的可疑患者必须做进一步的鉴别诊断。

(一)常见表现

1.心肌梗死

疼痛在胸骨后呈压榨性或窒息性，并有一定放射部位，疼痛与呼吸无关，除有肺水肿外，一般无咯血，不出现肺实变体征，部分病例有心包摩擦音表现、血清转氨酶明显升高、心电图出现特征性改变，出现异常Q波，且不易消失。

2.细菌性肺炎

细菌性肺炎可有与肺梗死相似的症状和体征，如呼吸困难、胸膜痛、咳嗽、咯血、心动过速、发热、发绀、低血压、X线检查表现也可相似。但肺炎有寒战、脓痰、菌血症等。

3.胸膜炎

约1/3的肺栓塞患者可发生胸腔积液，易被诊断为结核性胸膜炎。但是并发胸腔积液的肺栓塞患者缺少结核病的全身中毒症状，胸腔积液常为血性、量少，消失也快。

(二)非典型表现

1.癫痫

部分大面积PTE表现为癫痫样发作，而且病程长者可因下肢深静脉血栓长期慢性脱落，造成反复的癫痫样小发作，往往被误诊为癫痫而长期服用抗癫痫药。但这些患者一般较年轻，既往没有癫痫病史或诱因，往往存在PTE的危险因素，如下肢深静脉血栓形成、手术、骨折等。癫痫样发作考虑与大块血栓栓子严重阻塞中心肺动脉，导致呼吸衰竭引起严重低氧血症、呼吸性酸中毒及PTE导致右心衰竭引起脑部低灌注有关。对突然出现的不能解释的癫痫样发作，同时伴有严重低氧血症、心动过速，呼吸急促的患者，应警惕PTE的可能。

2.主动脉夹层动脉瘤

急性PTE患者剧烈胸痛、上纵隔阴影增宽(上腔静脉扩张引起)，伴休克、胸腔积液时要与主动脉夹层动脉瘤相鉴别。后者多有高血压病史，起病急骤，疼痛呈刀割样或撕裂样，部位广泛，与呼吸无关，发绀不明显，患者因剧烈疼痛而焦虑不安，大汗淋漓，面色苍白，心率加快，多数患者血压同时升高。有些患者临床上有休克表现，但血压下降情况与病情轻重不平行，同时可出现夹层血肿的压迫症状和体征。病变部位有血管性杂音和震颤，周围动脉搏动消失或两侧脉搏强弱不等；如主动脉夹层累及主动脉瓣，可引起急性主动脉瓣关闭不全的症状和体征。可通过超声心动图进行鉴别。

3.高通气综合征

高通气综合征又称焦虑症。呈发作性呼吸困难、胸部憋闷、垂死感；情绪紧张或癔症引起呼吸增强与过度换气，二氧化碳排出增加，动脉血气常呈呼吸性碱中毒，心电图可有T波低平或倒置等，需与急性PTE相鉴别。高通气综合征常有精神心理障碍，情绪紧张为诱因，较多见于年轻女性，一般无器质性病变，症状可自行缓解和消失，动脉血气虽有$PaCO_2$下降，但氧分压正常可行鉴别。

十、治疗

(一)血栓性肺栓塞的治疗

1.用药方法

大块肺动脉栓塞引起急性肺源性心脏病时,必须紧急处理以挽救生命。治疗措施:①给予氧气吸入。②抗休克治疗,可用多巴胺 20~40 mg 加入200 mL 5%葡萄糖溶液中静脉滴注,目前常用多巴酚丁胺 5~15 μg/(kg · min)静脉滴注。③胸痛可用罂粟碱 30~60 mg 皮下注射,也可用哌替啶 50 mg 或吗啡5 mg 皮下注射以止痛及解痉。④心力衰竭时用快速强心药物。⑤溶栓疗法和抗凝治疗,美国食品药品监督管理局批准的是链激酶负荷量 30 分钟 25 000 U,继而 100 000 U/h,维持 24 小时静脉滴注;尿激酶负荷量10分钟 4 400 U/kg (2 000 U/b);静脉滴注,继而每小时4 400 U/kg(2 000 U/b)维持24 小时静脉滴注;重组组织型纤溶酶原激活剂 2 小时 100 mg,静脉滴注。国内常用尿激酶 2~4 小时20 000 U/kg静脉滴注;重组组织型纤溶酶原激活剂 2 小时 50~100 mg,静脉滴注。溶栓主要用于 2 周内的新鲜血栓栓塞。溶栓治疗结束后继以肝素或华法林抗凝治疗。对小的肺动脉栓塞也可只用肝素抗凝治疗。

2.治疗矛盾

溶栓治疗急性肺栓塞可以通过溶解血栓,可迅速恢复肺灌注,逆转血流动力学的改变,及早改善肺的气体交换;通过清除静脉血栓,减少肺栓塞的复发,快速而完全地溶解栓子,可减少慢性肺栓塞和慢性肺动脉高压的发生。通过以上各种机制,溶栓治疗可以降低肺栓塞的发病率和病死率。但溶栓治疗的主要并发症为出血、变态反应、溶栓后继发性栓塞(如心、脑、肺等)等。溶栓治疗存在一定危险,是治疗上的矛盾,在治疗上如何评估治疗中出血及继发性栓塞的危险性,是临床上需要探讨的问题。

3.对策

为探讨溶栓的恰当性,有关专家把急性肺栓塞患者分为两类,即出现休克或出现机体组织灌注不足(包括低血压、乳酸性酸中毒、每搏输出量减少)的肺栓塞和血流动力学稳定的肺栓塞。对于后组患者,已有足够的证据表明,溶栓治疗较之单独应用肝素治疗并不能减少患者的病死率和肺栓塞的复发率,且溶栓可明显增加出血的危险性,所以不推荐溶栓治疗。对于前组患者,若没有绝对的禁忌证,均应接受溶栓治疗,因为溶栓治疗已被反复证明具有减少栓子负荷、提高血流动力学参数和患者存活率的优势。但在溶栓治疗 PTE 时应注意:①溶栓应尽可能在 PTE 确诊的前提下慎重进行。②严格根据溶栓适应证及禁忌证筛选溶栓病例。③提倡溶栓药物剂量个体化。④用药前充分评估出血及继发性栓塞的危险性,必要时应配血,做好输血准备。⑤溶栓中严密观察,溶栓前宜留置外周静脉套管针,以方便溶栓中取血监测,避免反复穿刺血管。⑥溶栓后继续观察,绝对卧床 3 周。⑦绝对卧床 1 周后,血液处于高凝状态时应高度警惕血栓栓塞的可能。

急性 PTE 溶栓治疗的注意事项:溶栓前用一套管针做静脉穿刺,保留此静脉通道至溶栓结束后第2 天,此间避免做静脉、动脉穿刺和有创检查。为预防不测,溶栓前需验血型及备血,输血时要滤出库存血血块。准备新鲜冷冻血浆和对抗纤溶酶原活性的药物,如氨基己酸、氨甲苯酸等。一般小量出血者可不予处理,严重出血时即刻停药,输冷沉淀和(或)新鲜冷冻血浆及给予氨甲苯酸或氨基己酸等。颅内出血请神经外科医师紧急会诊。

对血流动力学稳定的急性肺栓塞患者可行抗凝治疗。

肺动脉血栓摘除术:适用于经积极的保守治疗无效的紧急情况,要求医疗单位有施行手术的条件与经验。患者应符合以下标准:①大面积 PTE,肺动脉主干或主要分支次全堵塞,不合并固定性肺动脉高压者(尽可能通过血管造影确诊)。②有溶栓禁忌证者。③经溶栓和其他积极的内科治疗无效者。

经静脉导管碎解和抽吸血栓:用导管碎解和抽吸肺动脉内巨大血栓或行球囊血管成形术,同时还可进行局部小剂量溶栓。适应证为肺动脉主干或主要分支大面积 PTE 并存在以下情况者:溶栓和抗凝治疗禁忌;经溶栓或积极的内科治疗无效;缺乏手术条件。

(二)非血栓性肺栓塞的治疗

1.脂肪栓塞

到目前为止,尚无特效治疗手段,主要是支持和对症治疗。自从首次应用糖皮质激素治疗脂肪栓塞以来,临床已广泛使用该类药物治疗且取得较好的疗效。早期给予肾上腺皮质激素可减轻生物化学性炎症反应、降低血管通透性、减轻间质肺水肿,缓解脂肪栓塞的严重程度。出现急性呼吸窘迫综合征或病情危重者,可给予大剂量、短疗程(连用 3～5 天)激素治疗,及时给予氧疗和呼吸支持,建立人工气道,给予辅助正压通气或呼气末正压通气,并保护脑功能,防止各种并发症的发生。肝素治疗疗效不确切,选择时应慎重。有报道静脉输注清蛋白可通过与血中游离脂肪酸结合,降低血中脂肪酸水平,有助于减轻脂肪酸炎症反应。有条件者可应用抑肽酶注射治疗。

2.羊水栓塞

治疗原则主要是针对羊水栓塞的病理生理特点给予血流动力学支持，针对凝血功能障碍给予成分输血。具体措施包括抗过敏、抗休克、减轻肺动脉高压、缓解呼吸困难、纠正心力衰竭、补充血容量、确保输液通道(要有 2 条以上的输液通道)、纠正酸中毒、保护肾脏功能。肝素的使用要视病情而定，凝血功能障碍早期可用肝素，至出现纤溶现象时可增加补充纤维蛋白原和新鲜血或新鲜血浆，给予吸氧、呼吸机辅助呼吸，对症和支持治疗。产后大出血不能控制，应果断切除子宫，避免子宫血窦中的羊水栓子进一步释放至血液而加重子宫出血，即使在休克状态下也要创造条件果断进行手术。凡分娩期间在疑似羊水栓塞患者外周血中找到羊水成分，应高度怀疑有羊水栓塞可能，并给予重视，及早采取抢救措施，挽救患者生命。

3.空气栓塞

治疗原则是排除心腔内的气体和防止空气继续进入。发现栓塞应立即终止手术操作，让患者取左侧卧位和头低足高位。头低足高位有利于患者在吸气时增加胸膜腔内压力，以减少进入静脉的气体量；左侧卧位使肺动脉位置低于右心房、右心室，以尽可能使空气局限于右心房的上侧壁，偏离右心室出口处，以迅速解除血流停滞。空气量较多者，还可取头、胸低位，通过穿刺针或导管进入右心房与上腔静脉交界下 2 cm 处将空气吸出。病情稳定后可考虑进行高压氧治疗以改善循环和脑功能，并促进血管内空气泡的排出。有报道静脉推注 32％乙醇溶液 20～40 mL 可有效地减少或消除气栓。血液灌注对空气栓塞也有一定效果。

第六章 中西医结合内科疾病

第一节　细菌性脑膜炎

一、概述

细菌性脑膜炎是致病菌由呼吸道侵入人体，由鼻咽部侵入血液循环，最后局限于蛛网膜以及蛛网膜下腔和脑室中脑脊液(cerebrospinal fluid，CSF)的感染。临床以发热、头痛、颈项强直及精神状态改变为主要症状。全球每年约发生120万例细菌性脑膜炎病例，西方国家每年的发病率是(2～5)/100万人，发展中国家的发病率为发达国家的10倍。它是一种神经科常见的急危重症，是十大最常见的感染性死因之一，全世界每年约有13.5万例患者死亡是由脑膜炎引起的，未治疗疾病的死亡率接近100%，30%～50%的幸存者遗留有神经系统后遗症。而且即使采取了最佳治疗措施，失败率仍很高。必须立即采取措施以确定特定病因并开始有效的治疗。

细菌性脑膜炎常见致病菌是脑膜炎双球菌、肺炎链球菌、葡萄球菌属等。近年大肠埃希菌、阴沟肠杆菌、鲍曼不动杆菌等产超广谱β-内酰胺酶细菌所致脑膜炎呈增多趋势。A群链球菌脑膜炎<1%，但因其耐药率高，病死率可达30%。革兰氏阳性球菌所致中枢神经系统感染常与脑脊液引流、分流装置有关，最常见的病原菌为凝固酶阴性葡萄球菌，其次是金黄色葡萄球菌、肠球菌等。

因细菌性脑膜炎临床表现为发热、头痛、意识障碍、抽搐、神经系统局灶定位体征等，属于“温病”“头痛”“痫病”“癫狂”“痫证”“痉病”等范畴。

(一)中医病因病机

目前大多数中医学者，尤其是在岭南地区学者，将以发热为主要表现的该类疾病归属于“温病”的“风温”“冬温”“湿温”“暑温”“暑湿”“温疫”等范畴，并以温病理论进行辨证论治。病因为人体正气自虚，时令温热、湿热毒邪乘虚侵袭所致。温热疫邪易侵袭肺卫，外邪随之入里，进入气分，故其病因为暑、温、热、毒等外邪致病，其病机不外风、痰、湿、热的相互转化及卫气营血的传变。

1.卫气同病，邪犯肺卫

温热病毒初袭卫表，表卫郁遏，经腧不利，可见发热，恶寒，颈项强直，肢体酸痛，口微渴。

2.气营两燔

温热病毒虽先犯肺卫，但易速传阳明，病初即可呈现卫、气同病，或温热毒邪炽盛直接侵入气分，里热炽盛，故高热，头痛，项强。热炽中焦则口渴，恶心，呕吐；热扰心神则烦躁，嗜睡或昏迷。

3.热入营血

热入营血，邪热炽盛入于营血，营阴被灼，故壮热，入夜尤甚，口干渴。热盛邪陷心包则神昏谵语，烦躁；邪热久羁，耗伤真阴，引动肝风则惊厥，抽搐，全身强直，角弓反张。

4.痰热蒙窍

热灼津液成痰，痰热蒙蔽心窍，则见神昏谵语，舌强难言；热邪炽盛则高热，口渴；痰涎壅盛，热扰胸中，则胸脘满闷，喉间痰鸣，痰黏难咳；痰热内阻，胃气上逆则呕吐，呃逆。

5.气阴两虚

热势已退，或留低热，或夜热早凉，神倦气弱，肌肉酸痛，甚则肢体筋脉拘急不展，心烦易怒，口感易汗，纳食少思，瘀斑消退，尿黄便干，舌质红绛少津，或光剥无苔，脉细数。

6.内闭外脱

起病急暴，高热，神昏，惊厥，皮下瘀斑紫黯，迅速融合成片，突然大汗淋漓，面色苍白，四肢厥冷，唇甲发绀，呼吸不匀，血压下降，或初起神志尚清，旋即神迷而昏，烦扰躁动无力，舌质淡黯，舌苔灰黑而滑，脉伏而数，或散乱无根，或脉微欲绝。

本病主要注重辨证思路，详审病因，立足病机，运用中医卫气营血传变规律，把住气分关防传杜变。本病四季散发，病位以心脑为主，与肝、脾、肾关系密切，因此，在卫气营血辨证基础上应结合病因辨证和脏腑辨证的方法。

(二)西医病因病理

1.病因

细菌性脑膜炎反映的是蛛网膜以及蛛网膜下腔和脑室中脑脊液的感染。细菌性脑膜炎可因中耳炎或鼻窦炎等上呼吸道或耳部疾病播散至脑膜,也常发生在神经外科术后(例如脑室内或脑室外引流)的患者中,还有发生在颅脑外伤、伴或不伴脑脊液漏临床证据的颅底骨折后。根据国内外学者研究表明,在发达国家,成人社区获得性细菌性脑膜炎的主要病因为肺炎链球菌和脑膜炎奈瑟菌感染;无论在发达国家还是发展中国家,肺炎链球菌是最常见的社区获得的病原菌。另外,在年龄超过 50 岁或细胞介导免疫存在缺陷的患者中主要病原菌为单核细胞增多性李斯特菌。在我国,细菌性脑膜炎在儿童中主要病原菌为凝固酶阴性葡萄球菌、大肠埃希菌、肠球菌和肺炎链球菌。而院内细菌性脑膜炎病原菌多为金黄色葡萄球菌(包括耐甲氧西林葡萄球菌)和革兰氏阴性杆菌。神经外科手术所致细菌性脑膜炎的常见致病菌为肠杆菌。

2.病理生理过程

脑膜炎早期病变主要在软脑膜。早期有充血、少量浆液性渗出和局灶性小出血点。后期有大量纤维蛋白、中心粒细胞及细菌出现。病变主要在颅底及双侧大脑半球表面。由于颅底脓液粘连压迫及化脓性病变直接侵袭,可引起视神经、听神经等脑神经损害,甚至为永久性的损害;粘连也干扰脑脊液在第四脑室的流动,并可能产生脑积水。脑组织表现由于毒素的影响而有退行性变。脑实质的损害(例如失语和小脑症状)不常见,可能是由于炎症所致动脉或静脉血栓形成导致梗死,从而引起的脑实质损伤。此外,炎症可沿血管侵入脑组织,引起充血、水肿和局灶性中心粒细胞浸润或出血。

二、临床表现

(一)症状与体征

急性细菌性脑膜炎的典型三联征包括发热、颈项强直和精神状态改变,但相当一部分患者并不会具有全部这 3 项特点。

1.发热

大多数患者有高热,通常>38 ℃,一小部分患者为低体温。几乎没有患者的体温是正常的。

2.颈项强直

在初始检查时,88%的患者存在颈项强直,在一些患者中,尽管其总体状况改善，但颈项强直持续>7天。另外，“摇晃头部时头痛加剧”可能是脑膜炎诊断的一项更为敏感的检查操作。2～3次/秒的频率横向旋转头部时头痛加剧。这项操作的诊断价值在国外一项研究中得到了评估，该项研究纳入了34例因头痛和发热就诊于门诊、诊所或急诊科的患者。摇晃头部时头痛加剧对于脑脊液细胞数量增多诊断的敏感性为97%，特异性为60%。

3.精神状态改变

78%的患者有精神状态改变。大多数为意识模糊或嗜睡，但22%的患者仅对疼痛有反应，6%的患者对所有刺激都没有反应。

国外大规模临床研究表明，实际上所有的患者都至少具有发热、颈项强直及精神状态改变典型三联征中的1项。因此，若所有这些发现均不具备，就基本排除细菌性脑膜炎的存在。但必须注意的是，老年人（尤其是有如糖尿病或心肺疾病等基础疾病的老年人）可能隐匿地表现为嗜睡或意识迟钝，无发热，以及表现出多变的脑膜炎症体征。

（二）常见并发症

细菌性脑膜炎所致的并发症，有硬膜下积液、脑室管膜炎、癫痫发作、局灶性神经功能缺损（包括脑神经麻痹）、脑积水、脑性耗盐综合征、继发全身性感染等。

三、检查

（一）外周血白细胞

白细胞计数往往明显升高，伴转为不成熟形态。但是，严重的感染可引起白细胞计数减少。血小板计数也可能减少。对于细菌性脑膜炎患者，白细胞计数减少和血小板计数减少与不良结局之间存在相关性。

（二）凝血及生化检查

凝血功能检查可能会提示弥散性血管内凝血。血清化学检查结果往往和疾病整体病程的严重程度相一致，并可能会揭示存在阴离子间隙增高的代谢性酸中毒或低钠血症；在一项病例系列研究中，30%的患者存在低钠血症，但通常是轻度且不需要特定治疗。

（三）血培养

血培养结果往往为阳性，并且在使用抗生素之前，若不能获得脑脊液，血培养结果是有帮助的。有50%～90%的细菌性脑膜炎患者血培养结果为阳性；在有关脑膜炎奈瑟菌感染患者的一些研究中，已报道了较低的检出率。抗生素治疗后再进行血培养,阳性的可能性更小,尤其是对于脑膜炎奈瑟菌。对于所有患者,在开始抗生素治疗之前应该获取2套血培养。

(四)脑脊液检查

脑脊液检查是诊断的重要依据,但应严格掌握腰椎穿刺术的适应证。目前国外研究表明,因为要行头颅CT扫描以排除占位性病变或颅内压增高而使腰椎穿刺术操作推迟的情况并不少见,美国感染病学会关于细菌性脑膜炎处理的指南推荐,对于疑似细菌性脑膜炎的成人患者,当存在以下1项或多项危险因素时,应该在行腰椎穿刺术之前进行头部CT扫描:①免疫功能受损状态(如HIV感染、免疫抑制治疗、实体器官移植或造血干细胞移植);②中枢神经系统疾病病史(占位病变、脑卒中或局灶性感染);③新发癫痫发作(就诊前1周内);④视盘水肿;⑤意识水平异常;⑥局灶性神经功能缺损。有这些临床危险因素的患者应该进行CT扫描以鉴别可能的占位性病变或者颅内压增高的其他病因。

1.颅内压

颅内压通常是升高的。平均约为3.4 kPa(350 mmH_2O)[正常值高达2.0 kPa(200 mmH_2O)]。

2.脑脊液常规、生化分析

正常脑脊液蛋白值<50 mg/dL,脑脊液葡萄糖与血清葡萄糖比值>0.6,白细胞计数<5/μL,且乳酸浓度<3.5 mol/L。通常细菌性脑膜炎患者的脑脊液白细胞计数为1 000~5 000/μL,伴中性粒细胞所占比例通常>80%,蛋白浓度为100~500 mg/dL,葡萄糖浓度<40 mg/dL(伴脑脊液葡萄糖与血清葡萄糖比值≤0.4)。国外一项观察性研究发现,当出现以下任何一种情况时,高度可能为细菌性脑膜炎(确定性≥99%):脑脊液葡萄糖浓度<34 mg/dL(1.9 mmol/L)、蛋白浓度>220 mg/dL、白细胞计数>2 000/ μL或中性粒细胞计数>1 180/μL。

3.脑脊液乳酸盐

国外临床研究结果显示脑脊液中乳酸浓度的测定可作为区别细菌性和病毒性感染的有效检测。2项分别纳入25项研究(1 692例患者)和31项研究(1 885例患者)的meta分析得出结论:在区分细菌性和无菌性脑膜炎方面,脑脊液乳酸水平的诊断准确性优于脑脊液白细胞计数、葡萄糖和蛋白浓度;但在腰椎穿刺术前接受抗生素治疗的患者中,脑脊液乳酸水平的敏感性较低,并且在有其他中枢神经系统感染疾病的患者中,脑脊液乳酸水平也可能升高。脑脊液中乳酸盐水平

>3.5 mmol/L 者考虑为细菌性脑膜炎，反之为病毒性脑膜炎。

（五）细菌学检查

脑脊液涂片革兰氏染色其优势在于，在可获得培养结果之前的 1 天或更早就可提示细菌病因学。所报道的革兰氏染色对于细菌性脑膜炎的敏感性从 60%到 90%不等；但是其特异性接近 100%。脑脊液革兰氏染色涂片阳性率较脑脊液和血培养高。

（六）免疫学检查

免疫学检查如聚合酶链反应（polymerase chain reaction，PCR），已在细菌性脑膜炎患者中得到评估。一项研究对采用多重 PCR 分析来检测脑膜炎奈瑟菌、肺炎链球菌和 B 型流感嗜血菌进行了评估，其总体特异性和阳性预测值为 100%，阴性预测值>99%。脑脊液 PCR 诊断肺炎球菌性脑膜炎的敏感性和特异性分别为92%～100%和 100%。然而，PCR 假阳性结果的问题已有所报道，但该技术的进一步改进可能使之对细菌性脑膜炎的诊断有所帮助，尤其是当脑脊液革兰氏染色和培养结果为阴性时。

四、诊断与鉴别诊断

（一）诊断

1.诊断标准

细菌性脑膜炎的诊断需根据临床表现及脑脊液常规检查、生化检查、病原学检查及其他辅助检查结果综合判断。西医诊断标准参考 EFNS 成年和儿童社区获得性细菌性脑膜炎诊治指南。

2.严重程度标准

细菌性脑膜炎的病情复杂多变，轻重不一，一般可有 3 种临床表现，即普通型、暴发型及慢性败血症型。普通型占全部患者的 90%左右，按其发展过程可分为上呼吸道感染期、败血症期及脑膜炎期 3 个阶级。脑膜炎期患者高热及持续毒血症，全身仍有瘀点、瘀斑，但中枢神经系统病症状加重。患者因颅内压增高而头痛欲裂、呕吐频繁，血压可增高而脉搏减慢，常有皮肤变态反应、怕光、狂躁及惊厥。2 天后患者进入谵妄昏迷状态，可出现呼吸或循环衰竭。晚发型脑膜炎多见于儿童。

3.病程标准

细菌性脑膜炎进展速度的决定因素与宿主和微生物致病毒力因子均有关。

未经治疗或在病程很晚时期才进行治疗的任何形式的细菌性脑膜炎，几乎都是致命的（表 6-1）。

表 6-1 细菌性脑膜炎病程

	早期			中期	晚期
	第一阶段	第二阶段	第三阶段		
病理机制	促炎性细胞因子的释放浸润至蛛网膜下腔	细胞因子和其他化学介质波及软脑膜及脑实质	血脑屏障被破坏，白细胞跨过内皮细胞和脑水肿形成	脑血流量受影响，颅内压增高和血管炎	局灶性神经元的损伤
临床表现	发热，头痛	脑膜炎表现，意识模糊，脑脊液葡萄糖浓度降低	意识障碍，脑脊液压力增高，脑脊液蛋白浓度增高，局灶性症状	反应迟钝，癫痫发作，局灶性神经系统症状和/体征（如脑神经麻痹）	瘫痪，认知功能障碍，昏迷，未经治疗甚至可导致死亡

病程分期参照《EFNS 成人细菌性脑膜炎治疗指南》。

（二）鉴别诊断

需与其他病原菌所致的脑膜炎（如病毒性、结核性、隐球菌性、癌性等）、无菌性脑膜炎（如系统性红斑狼疮、白塞综合征等）和化学性脑膜炎（如人免疫球蛋白输注后所致）相鉴别。

病毒性脑膜炎以高热常见，病情进展快，脑实质损害出现早，严重者在 1 周内出现脑实质损害表现。病毒性脑膜炎 CSF 无特征性改变，CSF 细胞计数、生化只有轻度异常。

隐球菌脑膜炎、结核性脑膜炎在临床及 CSF 变化上相似，CSF 压力及蛋白质含量是鉴别的重要指标。发热及全身中毒症状明显，病情发展快，有脑实质损害，脑外结核病灶，CSF 蛋白质含量明显升高者结核性脑膜炎的可能性大，而颅内压增高症状明显、头痛剧烈、早期出现视力改变、视盘水肿明显者首先考虑隐球菌脑膜炎。

化学性脑膜炎诊断相对容易，皮下出血点和瘀斑、外周血及 CSF 的白细胞计数显著升高且以多核细胞为主、氯化钠浓度下降有助于诊断。

五、治疗

细菌性脑膜炎是神经科急症，必须立即采取措施以确定特定病因并开始有效的治疗。西医治疗最重要的问题是避免延迟治疗和选择抗生素的用药方案。经验性治疗应在行腰椎穿刺术后立即开始抗生素治疗(必要时可联合地塞米松辅助治疗)。如果在腰椎穿刺前要进行头部CT扫描,则应在血培养采血后立即开始抗生素治疗。在获得患者的脑脊液后或当腰椎穿刺被推迟时,也必须立即经验性选择抗生素,抗生素治疗需要根据患者的年龄和潜在的共病情况针对最可能的致病菌,选择足量高效容易透过血-脑屏障的抗生素。中西医结合治疗可优势互补,中医按卫气营血辨证治疗以及新型中药制剂,如醒脑静注射液、清开灵注射液、生脉注射液、参附注射液等对于抢救危重症有一定的疗效。化脓性脑膜炎恢复期及后遗症期的治疗是中医药的优势,恢复期由于抗生素需使用较长时间,西药各种不良反应常在此期出现,当以中医为主,配合针灸等治疗措施,提高机体自身免疫力,减轻西药不良反应甚或减少抗生素的用量。

(一)辨证治疗

细菌性脑膜炎、病毒性脑炎是常见的中枢神经系统感染性疾病,临床上常表现出相似的症状,可将其共同归属于"温病""头痛""痫病""痉病"等范畴,进行辨证治疗。

(二)其他治疗

针灸治疗脑膜炎:①取穴。主穴:印堂、大椎、安眠2、曲池、内关、涌泉、委中、尺泽。配穴:百会、后溪、人中、十二井穴、十指端、口脘。②操作:先用三棱针点刺印堂、委中、尺泽等出血,再刺大椎,徐徐提插,短促行针。曲池内关、涌泉等。均用提插捻转手法,留针30~60分钟,10~15分钟行针1次,至症状缓解或消失后起针。病重者日针2~3次,轻者每天1次。

(三)西医治疗

1.治疗原则

(1)尽早进行CSF检查,然后推测可能的病原菌并立即给予经验治疗。

(2)应选用杀菌剂。

(3)选用易透过血-脑屏障的药物。

(4)静脉给药。

(5)剂量足够,药物在CSF中的峰浓度达MBC 10倍以上。临床症状减轻后不可立即减量。疗程视不同病原菌而异。

2.抗菌药物的选用

(1)初始治疗方法：对疑为急性细菌性脑膜炎的患者，初始处理措施包括对脑膜炎症状的尽早识别、快速诊断以及及时的抗菌治疗和辅助治疗。根据最可能的病原菌、患者的年龄、诱发因素、基础疾病、CSF 涂片革兰氏染色结果选用抗菌药物。

年龄<3 个月的患儿，病原菌以 B 组链球菌、单核细胞增多李斯特菌和大肠埃希菌可能性最大，应给予氨苄西林＋第三代头孢菌素，如头孢噻肟或头孢曲松。年龄在 3 个月至 50 岁的患者，病原菌可能为流感嗜血杆菌、肺炎链球菌和脑膜炎奈瑟菌，经验用药为第三代头孢菌素(如头孢曲松或头孢噻肟)。年龄>50 岁或免疫功能低下的患者，病原菌包括肺炎链球菌、单核细胞增多李斯特菌和革兰氏阴性杆菌。选用药物为氨苄西林＋第三代头孢菌素。

医院获得性感染(如神经外科手术后和 CSF 引流患者)，病原菌以葡萄球菌、类白喉杆菌和革兰氏阴性杆菌(包括铜绿假单胞菌)常见。应选用万古霉素(或去甲万古霉素)＋抗假单胞菌的第三代头孢菌素，如头孢他啶。

CSF 涂片见革兰氏阴性球菌应用青霉素 G；革兰氏阳性球菌应用万古霉素或去甲万古霉素＋头孢曲松或头孢噻肟；革兰氏阳性杆菌选用氨苄西林或青霉素联合一种氨基糖苷类药物如庆大霉素；革兰氏阴性杆菌选用第三代头孢菌素＋氨基糖苷类药物。

(2)不同病原菌的药物选择：根据美国感染病协会制订的细菌性脑膜炎治疗指南，CSF 革兰氏染色确定出致病菌后，给予针对性抗菌治疗(表 6-2)及疗程(表 6-3)。如前所述，万古霉素联合头孢曲松或头孢噻肟的经验治疗，常用于疑为细菌性脑膜炎的婴幼儿患者，也有些专家推荐用于成人。当腰椎穿刺术延迟时(如做头部 CT 的患者)，或当革兰氏染色阴性时，给予经验抗菌治疗。不论是针对性治疗还是经验治疗，当前病原菌对抗菌药物的敏感性是选择用药的重要依据。开始治疗前，必须考虑细菌的耐药的问题。

(3)鞘内给药：应尽量避免，以免产生抽搐等不良反应。若脑膜通透性差，选用药物可根据情况辅以鞘内给药。

3.地塞米松辅助治疗

某些怀疑或证实细菌性脑膜炎的患者，应考虑辅以地塞米松治疗。

4.对症及支持治疗

所有细菌性脑膜炎均需住院治疗，要及时隔离，对于昏迷的患者要保持呼吸道通畅，必要时做气管切开。维持静脉通路，确保水、电解质及酸碱平衡，监测生命体征，颅内压升高时可予以甘露醇、甘油果糖、高渗盐水等降低颅内压。如有癫痫发作或癫痫持续状态者可给予抗癫痫治疗；对躁动不安、有精神症状者可适当给予镇静剂。颅底骨折引起CSF漏时应进行手术。加强护理，防止褥疮、尿路感染及肺部感染。

表 6-2 不同病原菌的药物选择

致病菌	推荐治疗	备选治疗
肺炎链球菌	万古霉素＋第三代头孢[1,2]	美洛培南(C-Ⅲ)、氟喹诺酮类[3](B-Ⅱ)
脑膜炎奈瑟菌	第三代头孢[1]	青霉素、氨苄西林、氯霉素、氟喹诺酮类、氨曲南
单核细菌增多性李斯德菌	氨苄西林[4]或青霉素[4]	复方新诺明、美洛培南(B-Ⅲ)
无乳链球菌	氨苄西林[4]或青霉素[4]	第三代头孢[1](B-Ⅲ)
流感嗜血杆菌	第三代头孢[1](A-Ⅰ)	氯霉素、头孢吡肟(A-Ⅰ)、美洛培南(A-Ⅰ)、氟喹诺酮类
大肠埃希菌	第三代头孢[1](A-Ⅱ)	头孢吡肟、美洛培南、氨曲南、氟喹诺酮类、复方新诺明

注：成年患者通过革兰氏染色确定可能致病菌后，推荐抗菌治疗方法。除特殊注明外，所有建议都是A-Ⅲ级。儿童患者当致病菌为单核细胞增多性李斯特菌时，在标准治疗方法(头孢曲松或头孢噻肟联合万古霉素)的基础上再联合氨苄西林，如果是革兰氏阴性杆菌感染则考虑联用氨基糖苷类。

1＝头孢曲松或头孢噻肟；

2＝如果应用了地塞米松，一些专家认为应当加用利福平；

3＝加替沙星或莫西沙星；

4＝应考虑联合氨基糖苷类。

表 6-3 细菌性脑膜炎不同致病菌的抗菌疗程

致病菌	疗程(天)
脑膜炎奈瑟菌	7
流感嗜血杆菌	7
肺炎链球菌	10～14
无乳链球菌	14～21
需氧革兰氏阴性杆菌*	21
单核细菌增多性李斯特菌	≥21

六、预防

细菌性脑膜炎可通过科学运动、加强卫生护理、避免接触病原体、接种疫苗等方式进行预防。

第二节 帕金森病

一、概述

帕金森病(Parkinson's disease,PD)是一种主要发生于50岁以上中老年人的黑质和黑质纹状体通路的缓慢进展的神经系统变性疾病,以运动迟缓、静止性震颤、肌强直及姿势步态异常为主要临床特征。帕金森病至少有两大临床亚型,一是震颤为主的亚型,一是以僵直、少动为主的亚型,但随着病情进展,常常二者兼有。帕金森病患者中脑黑质致密部的多巴胺能神经元有严重缺失。许多因素(如一些毒素、微量金属、杀虫剂、一些工业或农业废物以及人们的居住环境)可能增加帕金森病的易感性。有5%～10%的患者有家族史,表现为常染色体显性遗传。对于散发型帕金森病,目前多认为是由遗传易感因素和环境因素共同作用。其发病率随年龄增长而增加,我国的随机抽样调查显示,65岁以上帕金森病患病率为1.7%,75～84岁为2.74%,85岁以上为4.07%,本病影响患者的工作和日常生活,其中半数左右可能发展为较严重的残疾。

帕金森病属于中医学"颤病""拘病"或"颤拘病"范畴,以静止性震颤为主者可拟诊为中医"颤病";以肌肉紧张拘痉,行动迟缓为主者可拟诊为中医"拘病";二者皆明显者可拟诊为中医"颤拘病"。以往将帕金森病统归于中医颤病的做法不够规范,因为有10%～20%的帕金森病患者在疾病早期甚至整个疾病过程中无肢体或头部颤抖的表现。

(一)中医病因病机

帕金森病的中医病因主要是年老肝肾精血亏虚,尤其肝在本病的发生发展中居首要地位。年老肝肾精血渐衰,或情志不遂,郁怒伤肝,肝郁化火,耗伤肝肾精血,或房事不节,嗜欲无度,耗伤肝肾精血,筋失濡养,筋急而发为拘病。年老、肝郁化火或房事过度等病因导致肝肾精血亏虚,阳气郁逆化风而发为颤病。饮食劳倦或久病缠绵,脾胃受损,气血化生不足导致气血亏虚,肝风内动,不能主持或血不濡筋,出现肢体拘紧颤动。年老、久病或禀赋不足,阴损及阳,阴阳两虚,阳虚失统,筋纵而摇也。

本病总属本虚标实。初期多以肝肾精血亏虚或阴虚风动表现为主,随病程的延长,本虚之象逐渐加重,渐则血损及气,久则阴损及阳,中晚期病情严重,多为气血两虚或阴阳两虚为主，又久病入络故久病多兼夹血瘀。

（二）西医病因病理

帕金森病的主要病理变化是黑质致密区中含黑色素的神经元严重缺失，在临床症状出现时缺失率往往已达到70%～80%。残余的细胞也常发生变性，细胞质中出现玻璃样同心形包涵体，称为路易小体，是本病重要的病理特点。Braak等根据路易小体主要组成成分α-突触核蛋白沉积部位不同以及帕金森病病理发生的时间和顺序将其病理改变分为6期。①Ⅰ期：嗅球、延髓舌咽、迷走运动神经背核受累；②Ⅱ期：延髓中缝核、巨细胞网状核、蓝斑受累；③Ⅲ期：中脑黑质致密部受累；④Ⅳ期：基底前脑、颞叶内侧受累；⑤Ⅴ期：新皮层受累；⑥Ⅵ期：边缘系统、新皮层受累。

二、临床表现

（一）症状与体征

1.运动迟缓

运动迟缓是帕金森病一种特殊的运动障碍。表现为随意运动减少，包括始动困难和运动迟缓，因肌张力增高、姿势反射障碍出现一系列特征性运动障碍症状，如起床、翻身、步行和变换方向时运动迟缓，面部表情肌活动减少，常双眼凝视，瞬目减少，呈“面具脸”，手指精细动作如扣纽扣、系鞋带等困难，书写时字愈写愈小，为“写字过小征”等。

2.静止性震颤

静止性震颤常为帕金森病的首发症状，多由一侧上肢远端（手指）开始，逐渐扩展到同侧下肢及对侧肢体，上肢震颤幅度较下肢明显，下颌、口唇、舌及头部常最后受累。典型表现为静止性震颤，拇指与屈曲食指呈搓丸样动作，节律为4～6 Hz，静止时出现，精神紧张时加重，随意动作时减轻，睡眠时消失。少数患者尤其是70岁以上患者可不出现震颤。部分患者可合并姿势性震颤。

3.肌强直

肌强直见于所有帕金森病的患者，多表现为锥体外系齿轮样肌张力增高，肩胛带和骨盆带肌肉的强直更为明显。

4.姿势步态异常

患者四肢、躯干和颈部肌肉强直，常呈现一种特殊的姿势，患者表现为头部前倾，躯干俯屈，肘关节屈曲，腕关节伸直，前臂内收，指间关节伸直，拇指对掌，髋和膝关节略弯曲，称为“屈曲体姿”。早期下肢拖拽，逐渐变为小步态，起步困难，起步后前冲，越走越快，不能及时停步或转弯，称为“慌张步态”，行走时上肢摆动减少或消失；转弯时因躯干和颈部肌肉强直，必须采取连续原地小步行走，使躯干和头部一起转动，与姿势平衡障碍导致重心不稳有关。随疾病进展姿势障碍加重，晚期自坐位、卧位起立困难。

5.其他症状

(1)精神：抑郁、焦虑、认知障碍、幻觉、淡漠、睡眠紊乱(夜间睡眠质量差、白天思睡)。

(2)自主神经：便秘、血压偏低、多汗、性功能障碍、排尿障碍、流涎。

(3)感觉障碍：麻木、疼痛、痉挛、不安腿综合征、嗅觉障碍。

(二)常见并发症

帕金森病常见的并发症有严重肌强直和继发性关节僵硬而完全不能活动，长期卧床易发生坠积性肺炎、褥疮、泌尿系统感染、跌伤等，并发症是死亡的常见原因。

三、检查

目前帕金森病诊断仍主要为症状诊断，缺乏影像学等其他检查诊断推荐。欧洲神经协会联盟和欧洲运动障碍学会联合发布了帕金森病诊断的最新指南，其中推荐了一些可用于帕金森病诊断的辅助检查项目，可供参考。

(一)SPECT 检查

在欧洲和美国，SPECT 扫描多巴胺转运体已被登记注册用于鉴别诊断退行性帕金森病变和特发性震颤；^{123}I-间碘苄胍/SPECT 可以鉴别帕金森病和健康对照组以及多系统萎缩患者。

(二)经颅超声

经颅超声可用于鉴别非典型帕金森病和继发性帕金森综合征、早期诊断帕金森病和及早发现帕金森病高危人群，但是目前这方面的专家、人才缺乏，经颅超声仍未被广泛应用；且由于经颅超声在诊断帕金森病的特异性有限，需要联合其他筛选检查诊断帕金森病。

(三)嗅觉检测

推荐通过嗅觉检测来鉴别帕金森病和帕金森综合征及识别早期帕金森病，目前常用宾夕法尼亚大学嗅觉鉴定试验和简易嗅觉鉴定试验，但仍缺乏特异性。

(四)其他

基于一些特殊的病例特点(如家族史或发病年龄),根据个人意愿进行特定基因突变检测。对怀疑帕金森病的患者应评估其认知、监测快动眼睡眠行为障碍以及初步评价其精神状态和抑郁严重程度。传统的1.5 T磁共振成像和弥散加权成像被推荐作为神经影像学检查工具以把多系统萎缩和进行性核上性麻痹与帕金森病鉴别开来。

四、诊断与鉴别诊断

(一)诊断标准

1.临床确诊的帕金森病

需要具备:①不存在绝对排除标准;②至少存在2条支持标准;③没有警示征象。

2.临床很可能的帕金森病

需要具备:①不存在绝对排除标准。②如果出现警示征象,需要通过支持标准来抵消:如果出现1条警示征象,必须要至少1条支持标准抵消;如果出现2条警示征象,必须要至少2条支持标准抵消;如果出现2条以上警示征象,帕金森病诊断不成立。

(二)鉴别诊断

帕金森病的鉴别诊断必须从两方面入手:一方面是从帕金森病的主要症状来鉴别,如震颤、肌强直、少动;另一方面是从原发性帕金森病与各种帕金森综合征及帕金森叠加综合征进行鉴别。

1.从主要症状鉴别

(1)特发性震颤:多早年起病,姿势性或动作性震颤,影响头部引起点头或摇晃,典型帕金森病影响面部、口唇。本病无肌强直和运动迟缓,约1/3的患者有家族史,饮酒或服普萘洛尔震颤明显减轻。

(2)慢性酒精中毒性震颤:慢性酒精中毒的震颤常呈持久性,合并有面肌震颤、胃肠道症状及谵妄,无强直,也无帕金森病的其他症状。

2.与继发性帕金森综合征鉴别

(1)脑血管性帕金森综合征:是由纹状体的腔隙卒中引起,患者有高血压病、动脉硬化及脑卒中史,以步态障碍为突出表现,而震颤、运动减少则少见,假性球麻痹、病理征和神经影像学检查可提供证据。

(2)脑炎后帕金森综合征:可发生于任何年龄,此型帕金森综合征的发病及进展都比原发性帕金森病更快,常见有动眼危象、皮脂外溢及流涎增多。

(3)中毒:一氧化碳中毒产生缺氧性脑病,因为一氧化碳对基底节尤其是豆状核有强大的亲和力,因此存活的患者可出现震颤和强直,但总的症状并不像典型的帕金森病。锰中毒见于矿工、电焊工,产生类似帕金森病的症状。其他如二硫化碳、汞、氰化物等中毒也可引起帕金森综合征。

(4)药物:利血平可阻止多巴胺的贮存,氯丙嗪及氟哌啶醇类药物为突触后多巴胺能受体阻断剂,这三类药物过量或中毒都可因影响多巴胺的功能而引起帕金森综合征,一般停药后即可恢复。其他如抗抑郁剂也可引起帕金森综合征。

(5)外伤性如拳击性脑病,其他如甲状腺功能减退、肝性脑病、脑瘤和正常压力性脑积水等可导致帕金森综合征。

3.与帕金森叠加综合征鉴别

(1)多系统萎缩(包括纹状体黑质变性、Shy-Drager综合征、橄榄体脑桥小脑萎缩):多在50岁后发病,多为双侧不对称性,可表现有锥体外系、锥体系、小脑和自主神经系统损害的症状。早期往往有性功能减退、小便失禁和打鼾。

(2)进行性核上性麻痹:常常以姿势平衡障碍和跌倒为首发症状,随后出现构音障碍和运动迟缓,往往是双侧同时发病。特征性的核上性共视运动障碍以及呆视、眼睑关闭迟缓和不眨眼,有“惊恐面容”。肌强直以中轴躯干性肌强直为主,震颤不明显,左旋多巴效果差。

(3)皮质基底节变性:表现为肌强直、运动迟缓、姿势不稳、肌张力障碍和肌阵挛等,尚可有皮质复合感觉消失、一侧肢体失用症、失语、握手反射和痴呆等皮质损害症状,眼球活动障碍和病理征,左旋多巴治疗无效。

(4)路易体痴呆:多见于60～80岁,以痴呆、幻觉、帕金森综合征运动障碍为临床特征,痴呆早期出现,进展迅速,可有肌阵挛,左旋多巴反应不佳,但不良反应极敏感。

五、治疗

帕金森病目前仍以药物治疗为主,但迄今尚无根治药物,复方左旋多巴类仍是控制症状的最有效药物,但几乎所有的患者均需终身服药,以控制症状,且很多患者常因药物的不良反应太大而被迫停药。脑深部电刺激疗法虽可明显改善症状,但不能根治,也不能停药,因其价格昂贵,目前难以广泛开展。开展的中医辨证治疗为主体的临床研究,深化了中医对本病的认识。虽然中药治疗在缓解症状方面不如西药起效快，但在提高临床疗效、降低化学合成药物的不良反应、延长患者的药物有效治疗时间方面，充分显示了中医药治疗本病的潜力和优越性。中西医结合治疗可起到良好的协同作用，充分发挥两方面的优势，可以明显提高疗效，减轻西药不良反应。尤其在帕金森病早期和改善帕金森病非运动症状方面中医药及其特色疗法有其明显的治疗优势。

(一)辨证治疗

本病初期，多以肝肾精血亏虚，血不濡筋或阴虚风动为主，表现为肢体拘紧少动笨拙或肢体颤动，因此重在滋阴养血息风。继则阴损及阳，气血两虚或阴阳两虚，不能收持，厥阴风动，出现肢体和头部摇动加重，行动困难，宜气血兼顾，阴阳双补。

1.阴血亏虚，筋失濡养证

治法：滋养肝肾，濡养筋脉。方药：连梅汤加减。

2.阴血亏虚，肝风内动证

治法：滋养肝肾，息风止颤。方药：连梅龟麻汤加减。

3.气血两虚，厥阴风动证

治法：补养气血，助肝息风。方药：圣愈汤加减。

4.阴损及阳，阴阳两虚证

治法：滋阴助阳，息风止颤。方药：龟鹿二仙膏合大补元煎加减。

(二)其他治疗

1.针灸

(1)体针。主穴选用：百会、内关、合谷、太冲、三阴交，再依据辨证配合相应穴位。

(2)普通头针。取穴：治震颤取从前神聪到悬厘连线，此线称顶颞前斜线。治肌紧张取从百会到曲鬓连线，此线称顶颞后斜线。

(3)方氏头针疗法。取穴：伏脏心肺点(双)、伏象大椎、书写(双)、运平(双)、记忆(双)、百会(加强)、思维(双)、伏象头点、人字缝尖、呼循(双)。

2.施氏砭术

取穴及操作步骤如下。

(1)调督脉：①推背；②砭术刮痧；③针灸督脉、百会、昆仑。

(2)启动先天经络：取穴，膻中、鸠尾、中脘、建里、水分、阴交、气海、关元、天枢(双)、大横(双)、带脉(双)、滑肉门(双)、太乙(双经)、外陵(双)、大巨(双)、腹哀(双)、腹结(双)。

(3)配合体针:足三里(双)、三阴交(双)、行间透太冲(双)。

(三)西医治疗

1.药物治疗原则

药物治疗方案应个体化,即根据患者的年龄、症状类型和严重程度、功能受损状况、所给药物的预期效果和不良反应等选择药物,同时要考虑相关疾病的进展情况及药物价格和供应等,制订治疗方案。多数抗帕金森病药物均需从小剂量开始,缓慢增量,进行“剂量滴定”,达到用最小有效剂量,取得满意疗效的目的。不应盲目加用药物,不宜突然停药,需终身服用。帕金森病的药物治疗是个复杂的问题,各个类型的抗帕金森病药物往往各有利弊,因此治疗时需权衡利弊,选用适当药物,联合用药。

2.药物治疗

药物治疗是帕金森病最主要的治疗方法。

(1)复方左旋多巴:是帕金森病最重要的治疗方法。初始用量为62.5~125.0 mg,每天2~3次,根据病情而逐渐增加剂量至疗效满意和不出现不良反应的适宜剂量并维持,餐前1小时或餐后1.5小时服药。早期应用小剂量(≤400 mg/d)并不增加异动症的发生风险。

(2)多巴胺受体激动剂:目前大多推崇非麦角类多巴胺受体激动剂为首选药物,尤其适用于早发型帕金森病患者的病程初期,可预防或减少运动并发症的发生。激动剂均应从小剂量开始,逐渐增加剂量至获得满意疗效而不出现不良反应为止。目前国内上市多年的非麦角类多巴胺受体激动剂:①吡贝地尔,初始剂量为50 mg,每天1次,易产生不良反应患者可改为25 mg,每天2次;第2周增至50 mg,每天2次,有效剂量为150 mg/d,分3次口服,最大剂量不超过250 mg/d。②普拉克索(速释片):初始剂量为0.125 mg,每天3次,一般有效剂量为0.5~0.75 mg,每天3次,最大剂量不超过4.5 mg/d。③普拉克索(缓释片):初始剂量0.375 mg,每天1次,个体剂量在每天0.375~4.500 mg。

(3)单胺氧化酶B抑制剂:与复方左旋多巴合用有协同作用,可减少约1/4的左旋多巴的用量,能延缓“开关”现象的出现。常用药为司来吉兰,5~10 mg,每天2次。

(4)儿茶酚-氧位-甲基转移酶抑制剂:恩他卡朋用量每次100~200 mg,服用次数与复方左旋多巴相同,若每天服用复方左旋多巴次数较多,也可少于复方左旋多巴次数,需与复方左旋多巴同服,单用无效。

(5)抗胆碱能药:主要适用于伴有震颤的患者,而对无震颤的患者不推荐应用。目前国内主要应用苯海索,每次1～2 mg,每天3次。对<60岁的患者要告知长期应用本类药物会导致其认知功能下降,所以要定期复查认知功能,一旦发现患者的认知功能下降则应立即停用;对≥60岁的患者最好不应用抗胆碱能药。

(6)金刚烷胺:对少动、强直、震颤均有改善作用,并且对改善异动症有帮助。每次50～100 mg,每天2～3次。

3.手术治疗

早期药物治疗显效明显,而长期治疗的疗效明显减退,或出现严重的运动波动及异动症者可考虑手术治疗。手术可以明显改善运动症状,但不能根治疾病,术后仍需应用药物治疗,但可相应减少剂量。手术需严格掌握其适应证,非原发性帕金森病和帕金森叠加综合征患者是手术的禁忌证。手术对肢体震颤和(或)肌强直有较好的疗效,但对躯体性中轴症状(如姿势平衡障碍)则无明显疗效。手术方法主要包括脑深部电刺激和神经核损毁术,脑深部电刺激因其相对无创、安全和可调控性而作为主要选择,神经核损毁术因不良反应难以控制已不常用。

4.康复与运动疗法

康复与运动疗法对帕金森病症状的改善乃至对延缓病程的进展可能都有一定的帮助。帕金森病患者多存在步态障碍、姿势平衡障碍、语言和(或)吞咽障碍等,可以根据不同的行动障碍进行相应的康复或运动训练。如健身操、太极拳、慢跑等运动;进行语言障碍训练、步态训练、姿势平衡训练等。若能每天坚持,则有助于提高患者的生活自理能力,改善运动功能,并能延长药物的有效期。

六、预防

避免脑动脉硬化的危险因素,平常控制好血压、血脂、血糖等常见引起脑动脉硬化的因素,这些因素会导致脑功能的下降,会加重帕金森病患者的症状。避免外伤。减少毒物的接触,比如农药中的除草剂、杀虫剂,工业当中的苯等重金属化学物质。加强体质,增强锻炼,加强营养。注意其他疾病治疗药物是否会引起帕金森病的症状,有部分药物长期使用会引起帕金森病相关的症状,所以需要引起注意。

第三节 阿尔茨海默病

一、概述

阿尔茨海默病(Alzheimer's disease,AD)是老年人常见的中枢神经系统变性疾病,其特点是记忆力和其他认知功能的进行性损害,是引起65岁以上老年人痴呆的最常见类型。临床表现为进行性的近记忆及远记忆障碍、分析判断能力衰退、人格和行为的改变,甚则意识模糊等。该疾病的自然病程通常为5～10年。

随着认识的深入,AD的概念已经衍化成包含临床前AD、轻度认知功能损害(mild cognitive impairment,MCI)阶段和老年痴呆阶段的一个连续的过程,阶段间并无严格的划分,但都有AD相关的病理表现。

流行病学调查显示,1%～6%的患者是早发性AD(<65岁),这其中约70%有β淀粉样蛋白前体蛋白基因(amyloid β precursor protein,*APP*),*presenillin 1*基因(*PSN1*)和*presenillin 2*基因(*PSN2*)的突变,这些突变是家族性AD的主要原因。晚发性AD(65岁以后)主要是散发型,约40%有至少一个APOE4的等位基因。65岁以后老年人,年龄每增加5岁AD的发病率就会增加1倍。本病女性多于男性,女性患者的病程通常较男性患者长。世界阿尔茨海默病报告曾指出,到2050年,全球老年痴呆患者将增加到1.315亿人,而我国则是目前世界上痴呆人数最多且增长速度最快的国家。

依据AD临床表现,可归属于中医“痴呆”“呆病”“昏瞀”“郁证”“善忘”等范畴,是由髓减脑消,神机失用所导致的一种神志失常的疾病,以呆傻愚笨,智能低下,善忘等为主要临床表现。

(一)中医病因病机

女子“七七”、男子“八八”年高而气血渐虚,肝肾精血不足,若兼七情内伤或饮食停滞等,致痰瘀闭阻,渐使脑髓失养而神机失用。因此本病的基本病机是髓减脑消,神机失用。其病位在脑,与心、肝、脾、肾功能失调密切相关。其证候特征以气血、肾精亏虚为本,以痰浊、瘀血之实邪为标,临床多见虚实夹杂之证。

总之,本病的发生,不外乎虚、痰、瘀,且三者互为影响。虚指气血亏虚,脑脉失养;阴精亏空,髓减脑消。痰指痰浊中阻,蒙蔽清窍;痰火互结,上扰心神。瘀指瘀血痹阻，脑脉不通；瘀血随气上逆，蒙蔽清窍。

（二）西医病因病理

对于 AD 的确切病因，目前尚不明确，可能与遗传、年龄、性别、感染、炎症、免疫功能紊乱、神经递质障碍、氧化应激损伤、同型半胱氨酸（homocysteine，HCY）水平、血清维生素 B_{12} 和叶酸水平、微量元素代谢失调、颅脑外伤、受教育程度、环境等有关。

AD 患者脑组织大体病理表现为弥漫性萎缩，重量明显减轻。其病理特征为老年斑、神经元纤维缠结、神经元和神经突触缺失等。此外可伴有小胶质细胞和星形胶质细胞的增生等。

二、临床表现

阿尔茨海默病起病缓慢或隐匿。临床前 AD 阶段无明显的临床症状，主要是脑组织内 AD 相关的生物标志物的蓄积。MCI 阶段患者有记忆障碍，但保留功能的独立性，且未达到痴呆标准。AD 痴呆阶段的主要表现为认知功能下降、精神症状和行为障碍、日常生活能力的逐渐下降。根据认知能力和身体功能的恶化程度可将 AD 痴呆阶段分成轻度痴呆期、中度痴呆期和重度痴呆期。

（一）轻度痴呆期

患者表现为记忆减退，对近事遗忘突出，远记忆力障碍相对较轻；对时间和空间的定向力紊乱；言语词汇少，命名困难。初期因症状容易与年龄相关记忆障碍相混淆，易被患者及家属忽视。

（二）中度痴呆期

患者认知障碍加重，表现为远近记忆严重受损，视空间能力下降，时间、空间定向障碍；熟练语言及社交能力下降；不能独立进行室外活动，在穿衣、个人卫生以及保持个人仪表方面需要帮助。表现出性格及人格方面的障碍，如情感淡漠，易于激惹，常有多疑；部分患者会出现精神症状。

（三）重度痴呆期

患者基本失去独立生活能力，完全依赖照护者，严重记忆力丧失，仅存片段的记忆；大小便失禁，呈现缄默、肢体僵直，查体可见锥体束征阳性，有强握、摸索和吸吮等原始反射。部分患者会有帕金森病样表现，或癫痫发作。随着病情进展患者最终昏迷，一般死于感染等并发症。

在痴呆早中期患者常无明显的神经系统体征，少数可出现锥体外系体征、病理征等。如查体发现小脑、周围神经、动眼神经损害等体征，需考虑其他神经系统疾病的可能。另有研究提出步速缓慢、转头征等可能是AD的预警体征。

三、检查

（一）脑脊液检查

常规检查无明显异常。Tau蛋白及Aβ测定对本病的诊断有一定的提示意义。

（二）影像学检查

颅脑CT检查可见脑萎缩、脑室扩大。MRI显示海马体积减小，正电子发射体层成像或SPECT扫描发现颞顶叶皮质葡萄糖代谢减低、神经递质改变或脑灌注减少。虽然这些生物标志物与AD的神经病理改变相关，但并非AD所特有。其他如弥散张量成像、磁共振波谱以及静息血氧水平依赖功能连接等也被用于AD的诊断研究中，但应用较为有限。

（三）神经心理学测验

对患者的认知功能进行较为全面的评价，包括记忆力、定向力、注意力、言语功能、空间构造力、执行能力等。常用的评定量表：简易精神状况检查量表、阿尔茨海默病评定量表-认知部分、长谷川痴呆量表、Mattis痴呆量表、认知能力筛查量表以及临床痴呆评定量表等。

（四）脑电图

早期通常正常，随病情发展可逐渐出现较广泛的θ活动，以及α节律丧失及点位降低，可见弥漫性慢波，且脑电图减慢程度和痴呆的严重程度具有相关性。

（五）其他检查

如有家族聚集现象的患者可完善*APP*、*PSN1*、*PSN2*、*APOE*等基因的检测以协助诊断。

四、诊断与鉴别诊断

（一）诊断标准

目前使用的AD诊断标准：NINCDS-ADRDA、NINCDS-ADRDA-R、DSM-Ⅳ、ICD-10和NIA-AA、IWG-2标准等，其中NINCDS-ADRDA标准是使用最广泛的AD诊断标准。我国制订了中文版AD临床诊断标准，摘要如下。

（1）记忆或认知功能损害逐渐出现，且进行性恶化。

(2)神经心理学测评证实存在显著的情节记忆损害。

(3)精神状态检查或神经心理学测评提供认知功能损害的客观证据。

(4)工作或日常生活能力受损。

(5)整体状态评价为轻度痴呆及以上。

(6)神经影像学证据:海马体积缩小或内侧颞叶萎缩。

(7)其他病因,如血管性痴呆、路易体痴呆或其他可逆原因导致的认知功能下降。除外谵妄或其他精神及情感疾病,如精神分裂症、抑郁症。

(二)鉴别诊断

AD痴呆阶段临床表现可以和以下疾病相鉴别。

1.血管性痴呆

急性起病,偶尔可呈亚急性甚至慢性起病,症状波动性进展或阶梯性恶化,有神经系统定位体征和既往高血压、糖尿病或动脉粥样硬化病史,可能有多次卒中病史,影像学可发现脑血管性病灶。

2.皮克病

早期出现人格、精神障碍,遗忘则出现较晚,影像学提示额叶和颞叶脑萎缩,与AD的弥漫性脑萎缩不同。病理表现常在新皮质和海马的神经细胞内出现银染的胞质内包涵体,即皮克体。

3.路易体痴呆

波动性认知功能障碍、反复发生的视幻觉和自发性锥体外系功能障碍等三主征。患者一般对镇静药异常敏感。

4.老年人良性健忘症

神经心理学量表显示其近记忆力正常,无人格、精神障碍,且健忘经提醒可改善。

5.克-雅脑病

急性或亚急性起病,迅速进行性智力丧失伴肌阵挛,脑电图在慢波背景上出现广泛双侧同步双相或三相周期性尖-慢复合波。

五、治疗

(一)中医药辨证治疗

痴呆辨证,当辨虚实与主病之脏腑。本虚者,当辨是气血亏虚,还是肾精衰少;标实者,当辨痰浊、痰火抑或瘀血。本虚标实,虚实夹杂者,应分清主次。并注意结合脏腑辨证,详辨主要受病之脏腑。

1.治则

虚者补之,实者泻之,因而补虚益损,解郁散结是其治疗大法。用药上应重视血肉有情之品的应用,以填精补髓。对脾肾不足,髓海空虚之证,宜培补先天、后天,使脑髓得充,化源得滋。凡痰浊、瘀血阻滞者,当化痰活血,配以开窍通络,使气血流通,窍开神醒。

2.辨证分型

(1)髓海不足证:滋补肝肾,生精养髓。选方:七福饮。

(2)脾肾亏虚证:温补脾肾,养元安神。选方:还少丹。

(3)气血不足证:补益健脾,养血安神。选方:归脾汤。

(4)痰浊蒙窍证:通阳扶正,化痰开窍。选方:洗心汤。

(5)瘀阻脑络证:活血化瘀,通窍醒神。选方:通窍活血汤。

(6)心肝火旺证:清心平肝,安神定志。选方:天麻钩藤饮。

(7)毒损脑络证:清热解毒,通络达邪。选方:黄连解毒汤。

除中药辨证处方外,还可运用体针、电针、头针、穴位注射、音乐疗法等,针刺取穴根据病机选用补益肝肾、调节督脉、醒神开窍、健脾化浊等穴位,临床上也获效良多。

(二)西医治疗

由于AD的病因病机未明,迄今尚无特异性治疗方法。临床以减轻症状、延缓疾病发展,并减轻照料者的负担为目的。到目前为止,美国食品药品监督管理局批准用于AD治疗的药物包括胆碱酯酶抑制剂(多奈哌齐、重酒石酸卡巴拉汀、加兰他敏)以及N-甲基-D-天门冬氨酸受体拮抗剂美金刚,但这些药物均不能延缓或阻止疾病的发展。其他临床常用的有神经营养因子、促神经细胞代谢药等。

1.一般支持及对症治疗

一般支持及对症治疗包括护理支持和药物支持治疗等。护理方面要防止患者跌倒、走失等意外发生。药物支持方面,可予扩张血管、改善脑血液供应、神经营养及抗氧化等治疗。常用药物包括血管α受体阻滞剂、吡拉西坦、银杏叶制剂、维生素及矿物质补充剂等。患者有行为及精神异常时,可口服抗精神病药、抗抑郁药及抗焦虑药等。

2.心理社会治疗

鼓励患者参加各种社会活动和日常生活活动,尽量维持生活自理能力,延缓疾病进展速度。

3.药物治疗

(1)胆碱酯酶抑制剂:抑制胆碱酯酶而抑制乙酰胆碱降解并提高活性,改善神经递质的传递功能。常用药物有多奈哌齐、利斯的明、加兰他敏、石杉碱甲等。一项关于轻中度 AD 的研究发现,加兰他敏和多奈哌齐均能改善患者认知功能,而加兰他敏在改善患者语言方面更有优势。

(2)N-甲基-D-天门冬氨酸受体拮抗剂:调节谷氨酸能神经元的突触活性以改善 AD 痴呆症状。常用药物如美金刚。系统评价及 meta 分析发现,胆碱酯酶抑制剂和美金刚联用治疗中到重度 AD 患者较单独应用胆碱酯酶抑制剂利大于弊,推荐用于改善行为治疗。

(3)神经营养因子:神经营养因子的治疗机制是刺激神经细胞合成必需的神经介质和重建这些神经细胞的突触系统。在治疗 AD 研究中应用最多的是神经生长因子。

(4)促神经细胞代谢药:尼麦角林是一种半合成麦角生物碱衍生物,推荐用于轻中度 AD 患者的记忆改善,治疗周期为 3～6 个月。促智药是一类 γ-氨基丁酸衍生物,包括吡拉西坦,奥拉西坦,普拉西坦等,能增强神经传递,促进能量代谢。

(5)疾病后期,伴发感染、营养不良时,应加强支持治疗和对症治疗。

六、预防

(1)控制高血压和高血脂:高血压和高血脂是阿尔茨海默病的危险因素之一,需要采取控制血压和血脂的措施,如合理饮食、适量运动等。

(2)保持大脑的活跃度:如保持社交活动、多阅读、积极参加智力游戏,预防痴呆症的发生。

(3)增加体力活动:适当的体力活动可以帮助维持心血管健康、控制体重、减少慢性疾病的发生。

(4)合理饮食:可以多吃富含维生素 E 和维生素 C 的食物,如绿叶蔬菜、水果、坚果等,同时减少糖分和脂肪的摄入。

(5)健康的睡眠:充足的睡眠可以保持大脑的健康,预防痴呆症的发生。可以避免过度疲劳、睡眠不足、失眠等。

参考文献

[1] 韩慧茹.临床内科疾病诊治与处理[M].长春:吉林科学技术出版社,2022.
[2] 张平.临床内科疾病诊治技术[M].南昌:江西科学技术出版社,2021.
[3] 徐冉.当代内科理论与实践[M].长春:吉林科学技术出版社,2023.
[4] 曹伟波,岳宝霞,李悦,等.现代内科疾病诊治实践[M].西安:世界图书出版有限公司,2022.
[5] 刘新民,王涤非,王祖禄,等.内科常见病治疗手册[M].沈阳:辽宁科学技术出版社,2023.
[6] 黄佳滨.实用内科疾病诊治实践[M].北京:中国纺织出版社,2021.
[7] 孙雪茜,梁松岚,孙责,等.内科常见病治疗精要[M].北京:中国纺织出版社,2022.
[8] 解苇生,李爽,张建林,等.现代内科临床诊治[M].长春:吉林科学技术出版社,2023.
[9] 费秀斌,张承巍,任芳兰,等.内科疾病检查与治疗方法[M].北京:中国纺织出版社,2022.
[10] 李东.临床内科疾病综合诊疗[M].长春:吉林科学技术出版社,2023.
[11] 李展.现代呼吸内科疾病诊疗与实践[M].南昌:江西科学技术出版社,2021.
[12] 宋明明.内科临床诊断治疗实践[M].汕头:汕头大学出版社,2023.
[13] 陈强,李帅,赵晶,等.实用内科疾病诊治精要[M].青岛:中国海洋大学出版社,2022.
[14] 魏茂春.精编内科常见病诊疗学[M].武汉:湖北科学技术出版社,2021.
[15] 杨柳,何显森,谢登海,等.临床心血管内科疾病诊疗学[M].上海:上海科学技术文献出版社,2023.
[16] 孙玉信.内科条辨[M].济南:山东科学技术出版社,2021.

[17] 崔兰香.现代临床中西医结合内科疾病[M].哈尔滨:黑龙江科学技术出版社,2022.

[18] 王继红,安茹,李新平.内科临床诊疗技术[M].长春:吉林科学技术出版社,2021.

[19] 陈皋.新编临床内科诊疗理论与实践[M].济南:山东大学出版社,2023.

[20] 史潍华,邵志林.实用临床内科诊疗学[M].天津:天津科学技术出版社,2022.

[21] 李忠娥,丁玉红,王宁,等.内科常见病鉴别与治疗[M].哈尔滨:黑龙江科学技术出版社,2021.

[22] 黄红恩,王锐,吕丽艳.内科诊疗技术与疾病治疗要点[M].北京:中国纺织出版社,2023.

[23] 谢海波.中医内科病诊疗与处方[M].北京:化学工业出版社,2021.

[24] 李国荣.现代内科常见病临床诊治与新进展[M].长春:吉林科学技术出版社,2023.

[25] 马路.实用内科疾病诊疗[M].济南:山东大学出版社,2022.

[26] 胡品津,谢灿茂,李娟,等.内科疾病鉴别诊断学[M].北京:人民卫生出版社,2021.

[27] 王晓彦.内科常见病诊治指南[M].济南:山东大学出版社,2022.

[28] 徐玮,张磊,孙丽君,等.现代内科疾病诊疗精要[M].青岛:中国海洋大学出版社,2021.

[29] 黄忠.现代内科诊疗新进展[M].济南:山东大学出版社,2022.

[30] 徐新娟,杨毅宁.内科临床诊疗思维解析[M].北京:科学出版社,2021.

[31] 郭孟亚,高亚梅,徐思成.病原体诊断技术在免疫抑制性重症肺炎诊断中的应用进展[J].山东医药,2023,63(15):105-109.

[32] 邵敬,孙欣.不稳定型心绞痛治疗的研究进展[J].临床医学进展,2023,13(8):12679-12686.

[33] 李军波,任美霞.呼吸内科老年慢性支气管炎的诊治效果研究[J].中国农村卫生,2020(6):33.

[34] 计超,陈一霄,刘凯,等.骨质疏松诊断标志物的筛选及其与免疫浸润的关系[J].实用临床医药杂志,2023,27(15):1-6.

[35] 邹志伟,吕敦庆,潘宇,等.骨质疏松症达标治疗研究进展[J].中国骨质疏松杂志,2023,29(1):119-123.